女性生殖系统发育异常

主　编　王振海　黄向华　李晓冬

副主编　张丽娟　杜彦芳　王　玮

　　　　刘学军　张　琳　张明乐

编　者　（按姓氏笔画排序）

　　　　王　玮　王振海　刘　洁

　　　　刘学军　闫　璐　李　雪

　　　　李晓冬　宋慧娟　张　琳

　　　　张丽娟　张明乐　黄向华

科学出版社

北　京

内 容 简 介

本书共分十一章。第一章至第二章讲述女性生殖器官的发生、女性生殖器官发育畸形的分类及意义;第三章至第九章分别介绍各类女性生殖器官发育异常的发病机制、临床表现、辅助检查、处理方法,并对典型病例加以分析讨论、答疑解惑;最后两章阐述影像学检查在疾病诊断中的意义,女性生殖系统发育异常患者的心理问题,书末附有彩图。

本书融入了编写团队多年的临床经验,密切联系临床,是一本不可多得的参考用书,适合于妇产科医师、研究人员阅读。

图书在版编目 (CIP) 数据

女性生殖系统发育异常 / 王振海,黄向华,李晓冬主编 . —北京:科学出版社,2018.9

ISBN 978-7-03-058811-1

Ⅰ . ①女… Ⅱ . ①王… ②黄… ③李… Ⅲ . ①女生殖器—发育异常—诊疗 Ⅳ . ① R711

中国版本图书馆 CIP 数据核字(2018)第 212696 号

责任编辑:于 哲 / 责任校对:张林红
责任印制:赵 博 / 封面设计:龙 岩

科 学 出 版 社 出版

北京东黄城根北街 16 号
邮政编码:100717
http://www.sciencep.com

三河市春园印刷有限公司 印刷

科学出版社发行 各地新华书店经销

*

2018 年 9 月第 一 版 开本:787×1092 1/16
2018 年 9 月第一次印刷 印张:13
字数:290 000

定价:85.00 元
(如有印装质量问题,我社负责调换)

序

女性生殖系统发育异常的专著并不多，此书的出版值得庆幸道贺！

女性生殖器官的出生缺陷及发育异常，虽然不是常见病，但我国人口基数大，估算亦有数百万之众！又多发生于青少年，对其身心健康与成长，以至婚姻、家庭与社会都是严重问题，况且也涉及民族繁衍与人口质量。

我国是出生缺陷比较高发的大国，包括女性生殖系统发育异常，这是重要的民生问题，我们应努力解决其中的科学问题。近年，中国学者已经在女性生殖器官异常的发生、临床表现、诊断分型以及处理等方面取得了丰富的经验和斐然的成绩。

诚如对阴道斜隔综合征的命名和分型、阴道闭锁的分型与处理以及先天性无子宫、无阴道（MRKH综合征）的处理，均有独到的矫正、再造技术方法，又有新时代的生物补片与再生医疗等。还应指出的是，女性生殖系统发育及异常的机制微妙，临床分型繁复，我国生殖内分泌学的开拓者、北京协和医院葛秦生教授关于从染色体-性腺-器官的发育轴链，使我们从发生、分类及表象上更为清晰。

所幸，这些内容在本书中都得到较为详尽地论述。著者又融入了自己的经验，并把影像学检查、实验室研究整合于一炉。还有具体的病例加以剖析，注重临床思维，注重心理疏导，注重家庭社会理解支持及医患合作等，都是本书可圈可点之处。

关于生殖道畸形的著作的确凤毛麟角，我们能看到的有《女性生殖器官发育异常——微创手术及图谱》（朱兰、Felix Wang、郎景和著，人民卫生出版社，2010）、*Atlas of Surgical Correction of Female Genetal Malformation*（Lan Zhu、Felix Wang,、Jinghe Lang，Springer 2015—仅有的一部英文专著）以及《阴道成形术》（罗光楠. 人民军医出版社，2009）。现今，又有一枝奇葩开放于这个尚属偏小的花园，依然增色不少。我们当然希望有更多的鲜花齐放！

我还期望，应该有更大的合作，发挥病例多、病种多的优势，形成丰富的标本库，加强遗传学研究，逐渐制定、推广临床操作规范。普及新理论、新观念、新术式，并形成基础医学家、妇产科医生、整形科医生、影像科医生、心理科医生、生物材料专家携手共进的亚专业或边缘学科技术队伍，更好地发展这一亚学科，为青少年及妇女健康做出新贡献。

这本书可以是个助力！

是为序。

郎景和

2018年6月

前　言

　　妇产科医师的职责是保护女性生殖系统的健康，这关系到广大妇女的身心健康及子孙后代成长、家庭幸福与社会和谐。因此，妇产科医师的责任重大、任务艰巨。对于一般妇科疾病，如炎症、肿瘤等临床医师都比较熟悉，各类疾病在诊疗方面几乎都有专家共识或"诊疗指南"，临床医师的诊治都有所遵循。而女性生殖器官发育异常是妇科特殊类型的疾病，发病率虽然不高，但临床上可以遇到。值得注意的是，在出生时只观察外生殖器官，即有阴茎、阴囊冠之为男性，有阴唇、阴道冠之为女性，用这种方法决定性别大多数是准确的。但少数患者属性发育异常就不能单用外生殖器官鉴别性别。如因某种原因导致睾丸发育不全而外生殖器官呈女性被误认为女性性别；又如女性有睾丸，是由于肾上腺缺乏某种酶或其他因素而分泌过多雄激素，使胎儿期外生殖器官男性化而误认为男性性别。这类畸形的误判对患者及家属来说除器质性病变外，精神上也会遭受莫大的痛苦和创伤。因此，要想达到正确诊断、合理处理，就必须从理论上了解女性生殖器官发育异常的发生、发展过程及各种影响因素，研究精细矫治该类畸形的技术技巧，解决了这些问题，患者才能过上正常人的生活。

　　我们编写团队成员从事妇产科临床、教学、科研工作数十年，积累了丰富的经验，尤其是切实了解妇产科医师的真正需求。今天，《女性生殖系统发育异常》一书与大家见面了，期望大家喜欢。全书共十一章，每章为一个专题，又分为数节，采用图文并茂的描述方法对胚胎发生学、临床解剖学、女性外生殖器官、阴道、子宫颈、子宫体、卵巢和输卵管的发育异常进行了系统描述，对每种畸形的发病机制、临床表现、辅助检查、矫治技巧等进行了详细阐述。每章末尾，结合临床实践选择有代表性的几个病例进行解析并提出思考问题，以加深对本章的理解，有望解决临床医师在该领域诸多方面的困惑。

　　在繁忙的医疗、教学、科研的工作环境下，全体编委不辞辛苦、废寝忘食，以坚韧不拔的毅力完成了本书的撰写。由于水平所限，疏漏之处敬请同道及读者批评指正。

主　编

于河北医科大学第二医院

目　　录

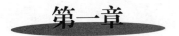

第一章

女性生殖器官的发生

众所周知，受精卵的性染色体决定性腺的分化，而性腺又决定生殖器官（包括卵巢、输卵管、子宫、阴道和外生殖器官）的发生和发育。这是一个非常复杂的生理过程，对指导临床实践有重要的理论意义。

第一节　胚胎形成

1.受精　精子和卵子结合的过程称为受精（图1-1）。成熟的卵子由卵巢排出后经输卵管伞端运行到壶腹部。精子在通过子宫及输卵管活动中获取受精能力，并与卵子相遇，包围卵子。精子头部分泌出透明质酸酶，溶解卵子的放射冠及透明带，随即有一个精子钻入卵子内，融合成为受精卵（即孕卵）。

2.卵裂与囊胚的形成（图1-2）　由于输卵管黏膜纤毛及管壁肌肉的活动，一方面使孕卵向子宫方向移动；另一方面自身进行卵裂，变为一个实心的细胞团，称为桑葚胚（morula），经4～5d到达宫腔。桑葚胚细胞持续分裂，尤以靠外周细胞分裂较快形成囊壁，称为滋养胚层；而内部细胞分裂较慢则形成内细胞团块。在这两细胞团块间有一腔隙，称为胚外体腔，此时期的胚称为囊胚期（blastula），在受精后8～9d形成。

囊胚内细胞团块的细胞迅速增殖，靠近滋养胚层的细胞组成外胚层，靠近中央的

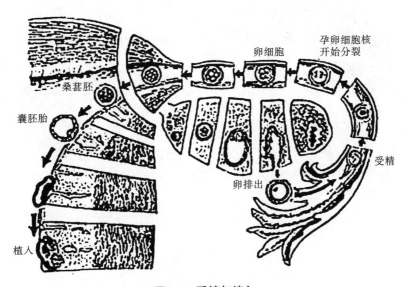

图1-1　受精与植入

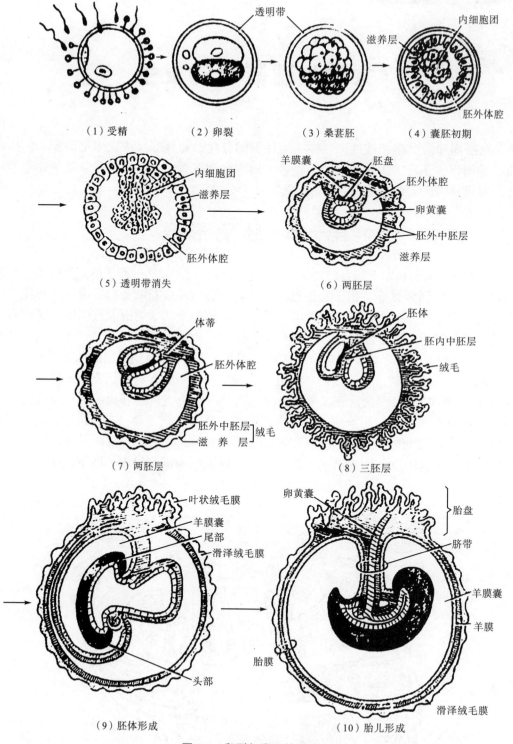

图1-2　卵裂与囊胚的形成

细胞组成内胚层，两个胚层的细胞分裂都很快，并形成两个空腔；外胚层的空腔称为羊膜腔，内胚层的空腔称为卵黄囊。羊膜腔的底与卵黄囊的顶直接贴近，形成圆形胚板，它是构成人体的始基。与此同时，滋养层分化为细胞滋养层（内层细胞排列整齐），外层细胞无明显界线，称为合体滋养层。滋养胚层扩张、增大，即形成绒毛的始基，滋养层形成的囊壁即为绒毛膜。

3.着床　受精后7～8d，囊胚的滋养层细胞产生蛋白分解酶，破坏局部子宫内膜，致使孕卵经子宫内膜缺口进入，随即缺口迅速恢复，这一过程称孕卵着床或植入。

4.胚层形成　受精后约3周，胚板的外胚层分出中胚层，而且胚板变厚、隆起。胚板前端快速发育，使羊膜腔顶端与滋养层分离，而仅有一部分中胚层细胞在胚板尾部与滋养层相连，此即为体蒂，系形成脐带的主要部分。从卵黄囊后部分出一条细长的管状组织深入体蒂中即为尿囊。卵黄囊壁上与尿囊周围形成的血管与原始绒毛膜血管相连，即形成原始胎盘（图1-3）及脐血管，此时的胚称为三胚层期。此后，再从这三个胚层发育成胎儿的各个器官，即外胚层发育形成皮肤、神经系统、五官；中胚层发育形成生殖器官、肾及输尿管、循环系统、骨骼、肌肉及结缔组织；内胚层发育形成消化系统、呼吸系统、膀胱、阴道和前庭及有关腺体。此后，卵黄囊缩小成一条长管，即卵黄蒂。羊膜腔继续增大至绒毛膜内面，此时胚胎则悬挂入羊膜腔内，脐带的外面也由羊膜包绕。

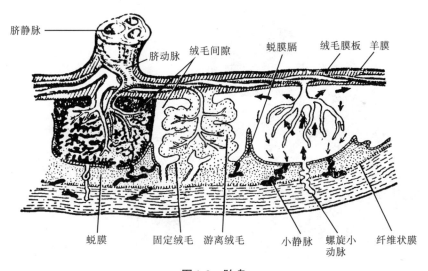

图1-3　胎盘

第二节　性腺的形成

女性生殖器官的分化并不依赖于卵巢的发育，由于没有米勒管抑制因子（Müllerian inhibiting substance，MIS）的作用，中肾管退化，双侧的米勒管形成女性的内生殖器官。于第9周时，双侧米勒管头段形成输卵管，中、下段形成子宫、阴道始基，其下端突入尿生殖窦背侧，形成隆起称为窦结节。约在12周窦结节形成后，双侧米勒管中、尾段融合，其融合初期保持的中隔消失，子宫、阴道始基变为单腔，继后子宫结构的发育贯穿于整个孕期。

关于阴道的发生尚无定论。多数学者认为，阴道上 1/3 ～ 4/5 上皮由子宫、阴道始基形成，而下 1/5 ～ 2/3 上皮由窦阴道球分化而成。第9周时，窦结节处的尿生殖窦上皮细胞与米勒管尾段上皮细胞同时形成阴道板。于第11周阴道板腔化，至20周时中空形成阴道。

原始性腺形成过程（图1-4）：胚胎第4周，原始生殖细胞出现于胚胎尾部卵黄囊壁，继之转移到以后形成的胃肠道下端肠系膜的中胚层内，最后迁移到尿生殖嵴的内

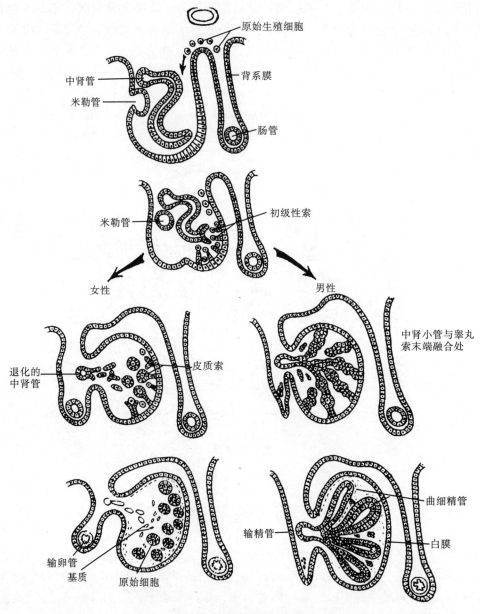

图1-4　性腺的发育与分化

侧壁。原始生殖细胞增殖，并诱导周围的中胚层组织形成未分化期性腺。胚胎7周进入性分化期，若性腺染色体为XX，则性腺发育为卵巢，若其为XY，性腺发育成睾丸。尽管有关原始生殖细胞来源的细节尚有争议，但目前认为，如果性腺存有染色体XY，因为Y染色体上存有 *SRY*（sex determining region Y gene）基因，性腺就分化为睾丸。睾丸的髓质向表面形成辐射排列的细胞束，进一步分化成睾丸小管，其上皮细胞成为支持细胞。支持细胞产生米勒管抑制因子，使米勒管上皮细胞发生程序性死亡。而发育中的睾丸上皮细胞束之间的部分基质细胞形成间质细胞，即Leydig细胞，具有分泌睾酮的功能。在妊娠前3个月末，胎盘产生大量的绒毛膜促性腺激素（human chorionic gonadotrophin，HCG），在其作用下产生睾酮。睾酮在胎儿脑组织内经芳香化酶的作用变成雌激素，雌激素可导致男性大脑的分化。雌激素永久地抑制下丘脑本能性周期活动。性别的确定可能也就在这个时期。早期大量的雄激素是男性内、外生殖器官的形成因素。睾酮作用于中肾管，双氢睾酮作用于附睾和外生殖器官。雄激素主要作用于间质细胞，其次才是上皮细胞。

如果不存在男性决定因素，尿生殖嵴的生殖细胞诱导上皮细胞增殖，形成细胞团块，存在于尿生殖嵴内侧的表层内或皮质区。从16周起，一部分生殖细胞进入第一期减数分裂，同时，性腺的间质细胞索扩大，含有血管的间质长入由上皮细胞和生殖细胞组成的位于皮质的细胞团中，将皮质的细胞团逐渐分隔成小的生殖细胞和上皮细胞单位，最终单个的生殖细胞就被很少量的上皮细胞分隔形成原始卵泡。这一过程是由性腺髓质向皮质方向进行的。由此，婴儿出生时，卵巢表面可以存在未分裂的生殖细胞和上皮细胞。发育中的卵巢，有一些在形态上与睾丸间质细胞相似的细胞，其功能不甚清楚，大部分在妊娠末消失，少量残存为卵巢门细胞。

第三节　生殖器官的分化

生殖器官的形成应从米勒管（Müllerian ducts）形成分化说起。胚胎第5周，于尿生殖嵴外侧顶部，从体腔向尿生殖嵴内形成许多内陷结构，并形成一根管，称为米勒管（规范词为中肾旁管）。米勒管顶部紧邻中肾管（午非管）上皮的基底部，该处的中肾管无基膜。继后2周米勒管先是沿着中肾管外侧走行，然后在内侧面跨过中肾管的前面达到尿生殖窦。米勒管能否成功地完成这一过程，取决于中肾管的完整性。如果没有中肾管，米勒管就不能正常地迁移到盆腔，从而导致畸形发生。两侧的米勒管向双侧的中肾管中间逐渐靠拢，并融合在一起（图1-5）。融合的米勒管形成子宫体、子宫颈和阴道上段。融合后的米勒管顶端与双侧中肾管开口之间的尿生殖窦后壁毗邻，在该处形成阴道板，阴道板来源于尿生殖窦后壁的中胚层组织。阴道板形成阴道下段，被覆复层扁平上皮，阴道板增大时，可将米勒管和尿生殖窦分开（图1-6）。

完整的生殖管道在妊娠12周内早期已经出现，否则阴道的上段只被米勒管衍生而来的柱状上皮覆盖。当阴道板与阴道上段连接后，发育中的宫颈下方的部分米勒管即形成阴道上段的米勒管，就会由被覆的柱状上皮转变为复层扁平上皮（图1-7）。这一上皮鳞状化生的过程起始于阴道上下段交界处，然后逐渐向上发展，直至发育中的宫

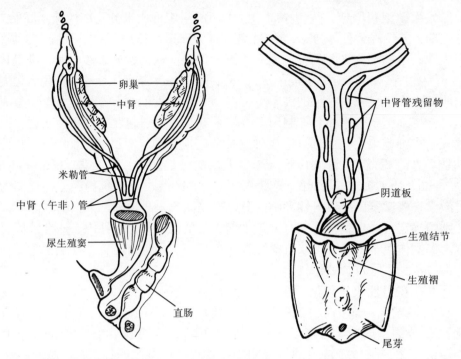

**图1-5　两侧米勒管跨过中肾管向中线靠拢
达尿生殖窦壁**

**图1-6　阴道板在米勒管顶端和尿生殖窦壁
之间形成**

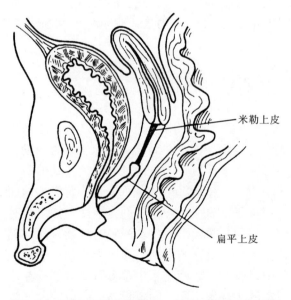

图1-7　阴道上段源于米勒管，阴道下段源于阴道板

颈水平。在21～26周，阴道管腔大
大延长，而宫颈基质的分化导致宫颈
僵直而影响宫颈管，在该处的扁平上
皮鳞状化生停止，在宫颈管外口形成
解剖学上的扁平上皮和柱状上皮的分
界线。

上述生殖器官的分化，主要发生
在妊娠中3个月和妊娠末3个月。约
5%新生儿的子宫内膜对母体激素有
明显反应，可表现为新生儿阴道出
血。输卵管的分化也集中在妊娠中3
个月和妊娠末3个月，第31周时，输
卵管黏膜出现绒毛结构，到40周时，
出现大量的纤毛细胞，为完成输卵管
的生理功能打下了基础。

第四节　临床意义

了解生殖器官发育与胚胎发生的关系，临床意义十分重要。从处女膜环向上的整个生殖道上皮和基质都来源于中胚层，这就可能成为解释以下问题的理论依据，即生殖道的大部分区域具有生理上的共性；生殖道的基质细胞易于转变为上皮细胞，且两者相互影响；整个生殖道上皮组织的分化很相似；生殖道不同部位肿瘤的发生很相似等。

此外，妊娠时使用己烯雌酚，对女性生殖道的发育有以下作用：抑制阴道板的发育，干扰促使子宫颈、子宫体和输卵管形成的基质分化；防止阴道上段柱状上皮向扁平上皮转化。其应用致成年人阴道内米勒管来源的上皮成分比正常位置低很多，还可导致阴道壁、宫颈壁、子宫壁和输卵管壁的异常等。

第五节　女性外生殖器官的发生

早在胎儿胚胎初期呈管状时（第4周）外生殖器官就已发生，泄殖腔板已确定了胃肠道下段开口和尿生殖道开口发生的位置。泄殖腔板周围的上皮下间质在其两侧形成一对隆起，它的腹侧端在泄殖腔板的前面融合形成生殖结节，隆起的其余部分形成小阴唇。在隆起的外侧产生另一个上皮下间质隆起即形成大阴唇。该隆起在生殖结节前面与上皮下间质融合形成阴阜。随着早期胚胎的成长，阴道前庭也逐渐向前后方向扩大（图1-8）。

妊娠前3个月末，由于5α-还原酶的作用，男性胎儿高水平的睾酮被转化为5α-羟基睾酮，它作用于外生殖器官向男性化发展，其两侧间质隆起由后向前合并构成阴囊。这一过程大约在胚胎第10周或临床妊娠的第12周完成。

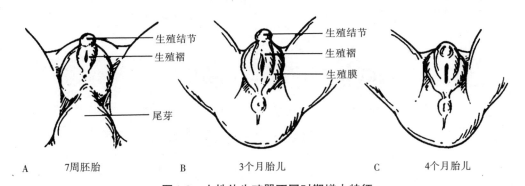

A　　7周胚胎	B　　3个月胎儿	C　　4个月胎儿

图1-8　女性外生殖器不同时期增大特征

第六节　泌尿系统的发生

从胚胎学来讲，女性生殖系统与泌尿系统的发生关系密切，对指导临床实践的重要性不言而喻，泌尿系统包括肾、输尿管、膀胱和尿道。肾的发育分为前肾、中肾、后肾三个阶段。前肾（始基肾）：是一个过渡时期未完全分化的管道，发生于胚胎第3～4周的中胚层后外侧，其前肾管逐渐发育成中肾管。中肾：是沿着中肾管在前肾的尾侧形成，最后深入泄殖腔，原始肾小球是由沿中肾管、中肾小管附着的小动静脉构成的，中肾在胚胎第7周发育，到第9周，女性中肾小管退化，而男性则发育为附睾及输精管。

后肾（真肾）：是在中肾小管发育与退化第4周开始分化的，中肾憩室（输尿管芽）在中肾管泄殖腔偏头侧处长出，成为输尿管后肾。于胚胎第5～6周，输尿管在发育中的中肾基质中分化成肾盂，集合小管与分泌小管在肾的间充质出现，并与肾皮质中的肾小球连接。于胚胎第10周，肾部有少量分泌现象，于第8～12周，中肾管下段发育扩张形成初始膀胱，并与尿囊合并，直至第10周，膀胱结构明显。此时，胚胎的尾部伸展，从泄殖腔分化而来的尿道最终开口至尿生殖窦。于胚胎第5周，肾上腺与周围来自神经褶的细胞一起由间充质细胞发育，直至第9～10周，肾上腺的皮质与髓质才较为明显。

女性生殖系统与泌尿系统在发育过程中存在重要关系（图1-9，表1-1），米勒管

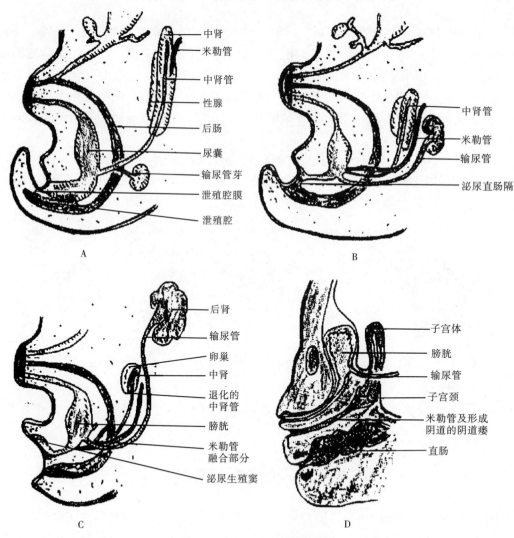

图1-9　女性泌尿生殖器官发育

A.胚胎第5周末，泌尿生殖系统及泄殖腔区域（前左侧观）；B.胚胎第7周末，泌尿生殖系统及泄殖腔区域；C.胚胎第9周，米勒管在尾端已融合（构成子宫阴道始基），并达到泌尿生殖窦的盆腔部分；D.胚胎化的泌尿生殖窦及阴道发育成腔前期（矢状面观）

表1-1 胚胎泌尿结构的分化发育

胚胎结构	男性	女性
未分化性腺	睾丸	卵巢
皮质	生精小管	卵泡
髓质	睾丸网	卵巢网
系带	睾丸系带	卵巢系带与圆韧带
中肾小管	输出小管	卵巢冠
	附睾	卵巢旁体
中肾管	附睾	泡状附件
	附睾管	卵巢冠小管
	输精管	中肾管残迹（Gartners管）
	肾盏、集合管	肾盏、集合管
	射精管与精囊腺	
米勒管	睾丸附件	输卵管、子宫、阴道上段
泌尿生殖嵴	膀胱	膀胱
	尿道（除球部）	尿道
	前列腺小囊	阴道下段
	前列腺	尿道腺体与尿道旁腺
	尿道球腺	前庭大腺
米勒管	精阜	处女膜
生殖小管	阴茎	阴蒂
	阴茎头腺体	阴蒂头
	阴茎冠部	阴蒂冠部
	海绵体部分	海绵体部分
	阴茎部分	阴蒂部分
	阴茎体部	前庭球
泌尿生殖褶	阴茎的腹侧	小阴唇
阴唇、阴囊隆起	阴囊	大阴唇

是中肾管（午非管）诱导产生的，且米勒管尾端与中肾管有密切相邻的特殊关系。任何致畸因素引起中肾管发育不全也可能影响到米勒管发育。因此，女性生殖道畸形常合并泌尿系统的异常，如异位肾、独肾、连生肾、肾盂狭窄、肾盂积水、输尿管移位等。临床上，在矫治女性生殖道畸形前，应实施静脉肾盂造影等检查，以排除泌尿系统畸形。

此外，骨骼系统也来源于中胚层，当中胚层结构发生异常时，也可能同时引起骨骼系统异常，如椎体扭曲、形态变异、融合、肢体骨及肋骨异常等。

第七节　影响生殖器官发育异常的主要因素

在生殖器官发育过程中，若受到内、外各种因素的影响，发育则可停滞在不同阶段，导致异常。

一、胚胎不同时期对受累因素的敏感性

胚胎发育是细胞和组织按照一定程序进行分化的过程，极其细致、非常复杂。该过程中任何一个环节受到干扰都会引起相应的畸形，尤其是在器官迅速发育分化时期最易受累。胎龄不同，受致畸因素干扰也有差异，大致分以下三个阶段。

1.不敏感期　指受精后2周内（末次月经第14～28天），胚胎呈细胞胚体期，尚无组织器官的分化，对一般有害物质不敏感。若受到有害物质侵害，可以发生以下三种结果，即胚胎细胞的全部或大部破坏而致胚胎停育；对损伤胚胎极少数细胞而言，通过胚胎自身的调整潜力又补偿了这些细胞，致使胚胎继续发育；也可引起受孕卵在分裂过程中的有丝分裂而不分离，导致染色体异常。

2.敏感期　指受精后3～8周（末次月经的第5～10周）。此期胚胎开始分化，是胚胎最重要的发育时期（图1-10）。胚胎第3周，性腺开始分化，第6周生殖道开始发生，其完全形成需4～5个月。从胚胎第5周体腔上皮蜷折至第8周与泌尿生殖窦的融合之间的任何时段，若米勒管发育停止或泌尿生殖窦停止向窦阴道球分化，则子宫、阴道会停止发育而导致畸形。胚胎第8～14周完成生殖器官的发育。因此，胚胎

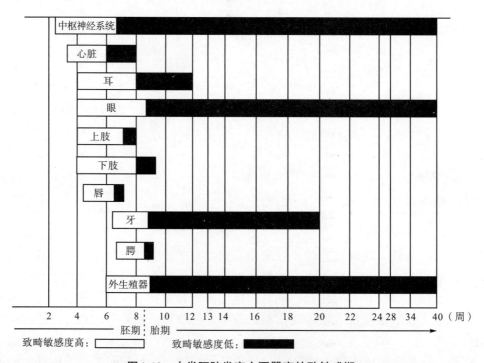

图1-10　人类胚胎发育主要器官的致敏感期

第3～8周是致畸的最敏感时期。

3.低敏感期　指受精后第9～38周（末次月经第11～40周）。此期胎儿组织器官逐渐发育成形，如有害物质侵害，则表现为某些生理功能障碍或微小形体异常（图1-10）。但在此时期，阴道与外生殖器官的发育仍未彻底完成，如胎儿第10周中肾管开始退化，历经3周才能完成；约在胎儿第12周末完成大小阴唇发育，泌尿生殖沟扩张与泌尿生殖窦下段共同形成阴道前庭；第14周完成阴道外口固定；于第11周阴道板开始自下而上腔道化，约第12周末两侧副中肾管间的中隔吸收形成单腔，至第20周完全穿通形成阴道腔；胎儿28周后，处女膜才能贯穿成孔道与阴道前庭相通；阴蒂的发育增大可持续到出生后。在此期间，生殖器官的发育仍可受有害物质的影响。

二、遗传因素

众所周知，生殖细胞的Y染色体决定性腺向男性发展，而无Y染色体者向女性发展。性染色体的畸变、基因突变、染色体的数目及结构异常、染色体出现不分离或嵌合体等，都有可能导致性腺和内外生殖器官发生异常。米勒管融合和重吸收也可能与常染色体隐性基因与多基因的参与有关。

综上所述，生殖器官发育异常是多因素、多基因引起的米勒管及泌尿生殖窦的垂直或侧面发育融合过程中的缺陷。

三、环境因素

环境因素即外在因素，包括化学因素，如药物、农药、食品添加剂等；物理因素，如温度、放射、辐射等；生物因素，如TORCH感染等；营养因素及母体代谢、内分泌失调等。值得注意的是性激素类药物的影响。泌尿生殖窦对雄激素药物最为敏感，于早孕期应用可致女性胎儿阴道下段狭窄与外阴男性化；己烯雌酚可致女性胎儿T型子宫。

另外，还有许多尚未明确的引起出生缺陷的原因。

问题与思考

女性生殖器官胚胎发生学的重点是什么？

女性生殖器官的形成应从胚胎时期米勒管的形成分化谈起。胚胎第5周，米勒管起始于尿生殖嵴外侧顶部，紧邻中肾管上皮的基底部，继后2周米勒管沿中肾管外侧走行跨过中肾管前面到达尿生殖窦。米勒管这一过程的完整性受中肾管的影响，倘若中肾管异常，则米勒管很难迁移到盆腔将会导致畸形。通常情况下，两侧的米勒管（上端开口于腹腔）向中心线逐渐靠拢，融合将从头向尾依次形成输卵管（融合前）、子宫底、子宫体、子宫颈及阴道上段。融合后的米勒管的下端与双侧中肾管开口之间的尿生殖窦毗邻，在该处形成阴道板（来源于中胚层），继之形成阴道下段。

不难看出，米勒管形成分化过程中任何一个环节发生障碍或停止发育，都会导致相应的生殖器官发育异常。同时，生殖道与泌尿道的胚胎发生学关系密切，两者的发育异常往往同时存在或以某种畸形为主,应引起临床医师的高度重视。

女性生殖器官的发育过程不需要卵巢或其他激素,即使没有性腺、双氢睾酮(DHT)的影响,生殖器官也发育为女性。表现为生殖结节增大形成阴蒂,尿生殖褶发育为小阴唇,生殖隆起发育为大阴唇,尿生殖窦形成尿道、阴道下段和前庭,并与上段相通。

(王振海)

参 考 文 献

郎景和,2015. 妇产科学新进展[M]. 北京:中华医学电子音像出版社,3-48.

郎景和,张晓东,2010. 妇产科临床解剖学[M]. 济南:山东科学技术出版社,261-269.

上海第一医学院,天津医学院,1980. 妇产科学[M]. 北京:人民卫生出版社,36-40.

吴瑞芳译,2010. 外阴阴道良性疾病[M]. 第5版. 北京:人民军医出版社,11-16.

朱兰,2010. 女性生殖器官发育异常的微创手术及图谱[M]. 北京:人民卫生出版社,22-28.

第二章

女性生殖器官发育畸形的分类及意义

生殖器官畸形在女性人群中的发病率为0.1% ～ 5.0%，在不孕和反复流产的妇女中发病率可高达7%。理想的分类系统应该是既能反映发病的机制，又能容易叙述疾病的状态，以便指导临床医师诊治策略。但令人遗憾的是，目前仍没有一种分类系统完全满足临床需要，这是需要今后继续研究的问题。现介绍目前国际学术组织关于生殖器官畸形的几种分类系统供参考（按发表时间先后排序）：①美国生育学会（American Fertility Society，AFS）分类（1998年）；②VCUAM分类系统（2005年）；③Acién胚胎发育学分类（2011年）；④欧洲人类生殖与胚胎学协会（European Society of Human Reproduction and Embryology，ESHRE）和欧洲妇科内镜协会（European Society for Gynaecological Endoscopy，ESGE）的ESHRE/ESGE分类（2013年）。在各种分类中美国AFS分类应用最广，欧洲ESHRE/ESGE分类的应用有上升趋势。

一、AFS分类

最早于1979年美国生育学会（AFS）采纳的女性生殖器官畸形的分类，虽然清晰易懂，但分类较为简单，不够全面，不能涵盖所有的畸形。于是1988年根据胚胎学发育的理论基础，将生殖器官畸形具体分型如下：①米勒管发育不良——子宫、阴道未发育；②泌尿生殖窦发育不良——阴道闭锁；③米勒管融合异常——阴道的各种隔。又根据米勒管发育异常的发生阶段将子宫发育异常分成七种不同的类型：①不同程度的子宫发育不全或缺失；②单角子宫、残角子宫；③双子宫；④双角子宫；⑤纵隔子宫；⑥弓形子宫；⑦己烯雌酚相关异常（表2-1）。

于1998年AFS根据胚胎学的理论，进一步完善了子宫、阴道异常分类，增加了米勒管无效抑制引起异常——外生殖器模糊和异常（表2-2）。

表2-2解释如下：

1.女性外生殖器发育异常

（1）处女膜闭锁（又称无孔处女膜）：此处涵盖不全，处女膜畸形还包括针孔状处女膜、筛状处女膜等。

（2）外生殖器男性化：阴蒂肥大（根部直径＞1cm，横径×纵径＞3.5cm^2），阴唇融合和外生殖器模糊等。

2.阴道发育异常

（1）米勒管发育不良：双侧米勒管发育不全或双侧米勒管尾端发育不良，最常见的是MRKH综合征（阴道未发育和子宫发育不良，卵巢功能多为正常）。

（2）泌尿生殖窦发育不良：表现为阴道下端闭锁或阴道完全闭锁，多合并子宫颈

表2-1 子宫畸形AFS分类

类型	描述	解剖图示
I	不同程度的子宫发育不全或缺失	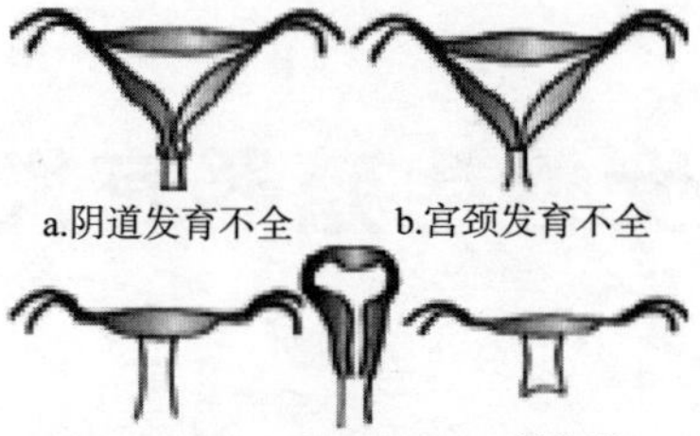 a.阴道发育不全　b.宫颈发育不全 c.仅有子宫底　d.双侧输卵管未发育　e.复合型
II	单角子宫、残角子宫	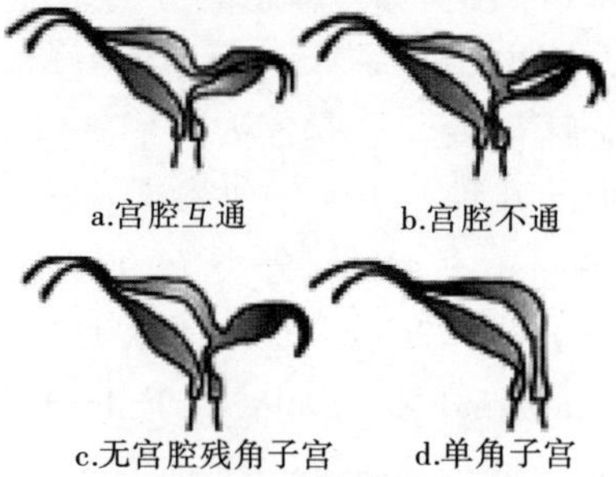 a.宫腔互通　b.宫腔不通 c.无宫腔残角子宫　d.单角子宫
III	双子宫	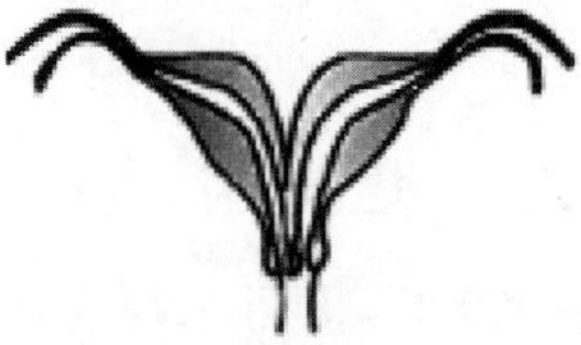
IV	双角子宫	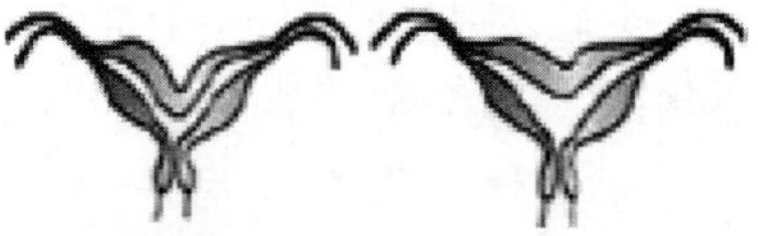 a.完全性　b.部分性
V	纵隔子宫	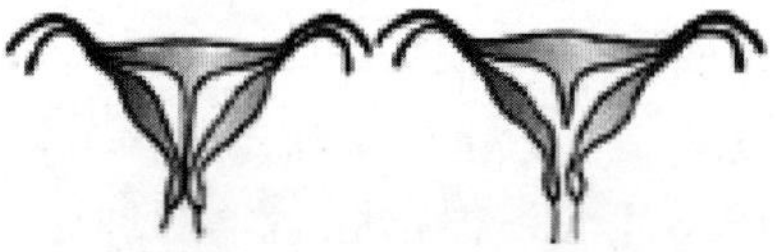 a.完全性　b.部分性
VI	弓形子宫	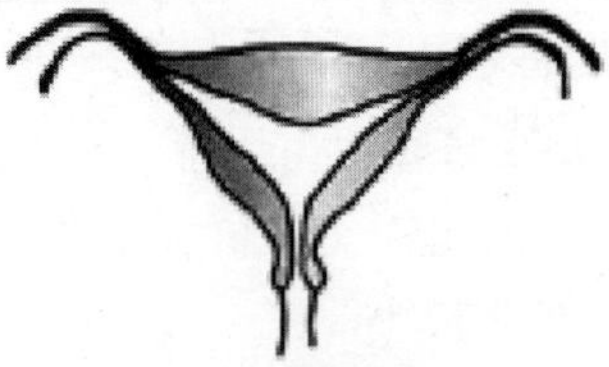
VII	己烯雌酚相关异常	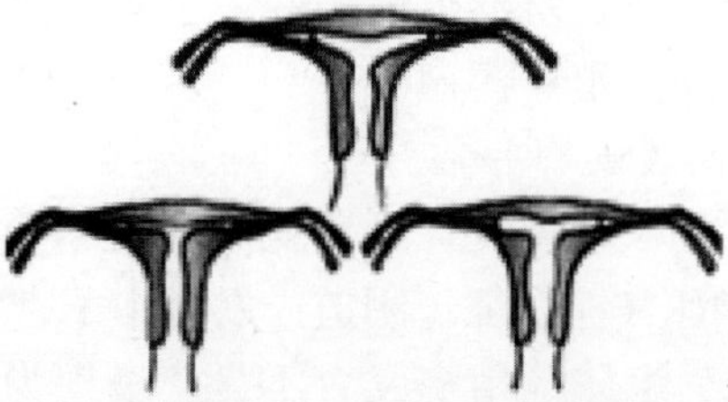

表2-2 外生殖器、阴道、宫颈发育异常AFS分类

分组	分类	亚类
外生殖器发育异常	处女膜闭锁（无孔处女膜）	
	外生殖器男性化	
阴道发育异常	米勒管发育异常（MRKH综合征）	
	泌尿生殖窦发育不良	阴道下端闭锁
		阴道完全闭锁
	米勒管垂直融合异常	完全性阴道横隔
		不完全性阴道横隔
	米勒管侧面融合异常	完全性阴道纵隔
		部分性阴道纵隔
		阴道斜隔
	米勒管垂直-侧面融合异常	
宫颈发育异常	宫颈缺如	
	宫颈闭锁	
	先天性宫颈管狭窄	
	宫颈角度异常	
	先天性宫颈延长症伴宫颈管狭窄	
	双宫颈	
	其他	

发育不良、子宫体发育不良或子宫畸形。

（3）米勒管垂直融合异常：表现为横隔，分为完全性阴道横隔和不完全性阴道横隔，可位于阴道任何部位，但更常见于阴道中、上段交界部位。

（4）米勒管侧面融合异常：表现为纵隔，分为完全性阴道纵隔（对称性阻塞）和部分性阴道纵隔（常伴有双子宫、双宫颈、同侧肾脏发育不良）；没有梗阻的称为阴道纵隔，有梗阻的称为阴道斜隔，阴道斜隔是非对称性阻塞，分为Ⅰ型无孔斜隔、Ⅱ型有孔斜隔、Ⅲ型无孔斜隔合并宫颈瘘管和Ⅳ型无孔斜隔合并隔后宫颈闭锁型。

（5）米勒管垂直-侧面融合异常：表现为垂直、侧面异常同时存在，如阴道纵隔合并不完全阴道横隔，也可合并泌尿道发育异常。

3.宫颈发育异常 包括宫颈缺如、宫颈闭锁、先天性宫颈管狭窄、宫颈角度异常、先天性宫颈延长症伴宫颈管狭窄、双宫颈等宫颈发育异常。

（1）先天性宫颈不发育，类似残角子宫。

（2）先天性宫颈闭锁或发育不良，可分为四类：①宫颈外形基本正常，颈口堵塞，有部分颈管内腔存在，有颈管上皮存在，可做保留生育的贯通手术。②宫颈仅为实性纤维组织，其长度和形状不一，可能有少量颈管上皮和腺体，此类患者宫颈边上有部分支持组织，也有一定的生育机会。③宫颈中部狭窄，末端呈球状，且没有可辨认的内腔，此类患者做子宫阴道的贯通手术，仅可解决月经问题，生育方面不能改善。④宫颈呈碎片，宫体下可触到部分宫颈，不与子宫下端相连。处理上建议子宫切除，也可做子宫阴道贯通，但妊娠效果不好。

二、VCUAM 分类

2005年德国学者Peter Oppelt等提出了VCUAM分类，仿照肿瘤TNM分期系统，将女性生殖系统按阴道（vagina）、宫颈（cervix）、子宫（uterus）、附件（adnexa）及相关畸形（associated malformation）5个方面进行了分类。该分类方法优点是阐述较全面，基本涵盖了所有的畸形，缺点是没有反映发病机制的内在联系且总分类过于庞大，不便于记忆及应用。

三、Acién 胚胎发育学分类

根据胚胎发育的过程，从病因学的角度对女性生殖器官畸形进行分类。①一侧泌尿生殖系统不发育或发育不全；②双子宫、双阴道，一侧阴道闭锁合并闭锁侧肾脏缺如；③子宫发育畸形或子宫阴道合并畸形（单侧型或双侧型）；④卵巢系带发育异常型；⑤泌尿生殖窦畸形；⑥其他罕见的复杂畸形。

解剖学分类相对较胚胎学分类在临床上更有意义，且该胚胎学分类是基于现有的胚胎发育理论，可能被未来的新发现、新进展改变，故临床上应用较少，大家认知度不高。

四、ESHRE/ESGE 分类

为了解决临床工作中的实际需要，欧洲人类生殖与胚胎学协会（ESHRE）和欧洲妇科内镜协会（ESGE）成立专门的先天性子宫异常（congenital uterine anomalies, CONUTA）工作组，于2013年6月发布了新的女性生殖器官先天畸形分类共识。ESHRE/ESGE分类以解剖学为基础，借鉴了妇科肿瘤TNM分类理念，将最常见的子宫、宫颈及阴道发育异常分别分类，各主型根据临床意义分不同亚型，并按严重程度从轻到重进行排序。与AFS相比，ESHRE/ESGE分类几乎能够对目前所知的所有子宫、宫颈、阴道畸形进行有效全面的分类（表2-3、表2-4）。

表2-3、表2-4解释如下：

1.子宫畸形

（1）U0——正常子宫。

（2）U1——畸形子宫：分为U1a、U1b和U1c三种。U1a：T型子宫，子宫侧壁增厚、宫腔狭小、宫体与宫颈比例为2∶1。U1b：幼稚子宫，宫腔狭小，无侧壁增厚，宫体与宫颈比例为2∶1。U1c：其他，所有较小、轻微的宫腔异常、子宫体积较小。

（3）U2——纵隔子宫：分为U2a、U2b两种。U2a：不全纵隔子宫，纵隔在宫颈内

表 2-3 子宫畸形 ESHRE/ESGE 分类

类型	描述	亚类	解剖图示	类型	描述	亚类	解剖图示
U0	正常子宫		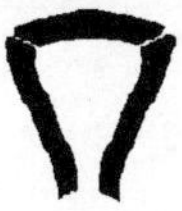			b.完全双角子宫	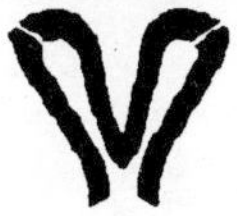
U1	子宫形态异常	a.T形子宫	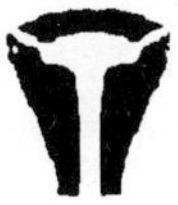			c.双角纵隔子宫（宫底内陷＞宫壁厚度的50%且宫腔内隔厚度＞宫壁厚度的150%）	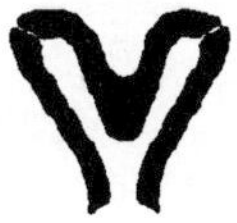
		b.幼稚子宫	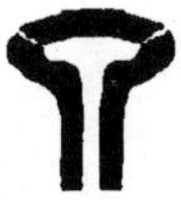	U4	单角子宫	a.对侧伴有宫腔的残角子宫（与单角子宫相通或不相通）	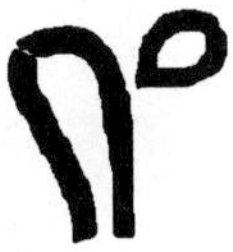
		c.其他子宫发育不良				b.对侧为无宫腔残角子宫或缺如	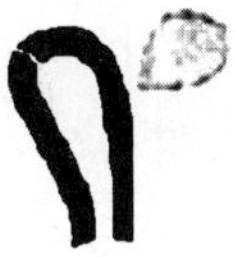
U2	纵隔子宫	a.部分纵隔子宫（宫底内陷＜宫壁厚度的50%且宫腔内隔厚度＞宫壁厚度的50%	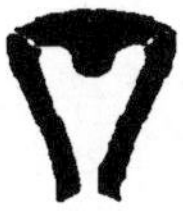	U5	发育不良	a.有宫腔始基子宫（双侧或单侧）	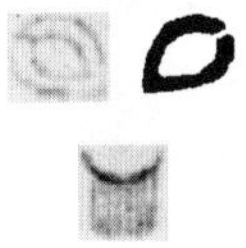
		b.完全纵隔子宫（宫底内陷＜宫壁厚度的50%）	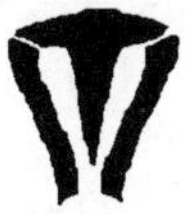			b.无宫腔始基子宫（双侧或一侧子宫残基，或无子宫）	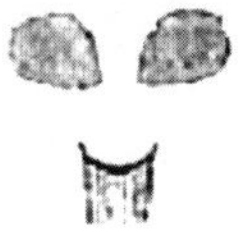
U3	双角子宫	a.部分双角子宫（宫底内陷＞宫壁厚度的50%）	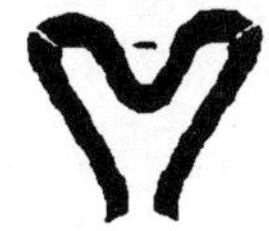	U6	未分类畸形		

表 2-4 宫颈及阴道畸形 ESHRE/ESGE 分类

类型	描述
C0	正常宫颈
C1	纵隔宫颈
C2	双（正常）宫颈
C3	一侧宫颈发育不良
C4	（单个）宫颈发育不良

类型	描述
	宫颈未发育
	宫颈完全闭锁
	宫颈外口闭塞
	条索状宫颈
	宫颈残迹
V0	正常阴道
V1	非梗阻性阴道纵隔
V2	梗阻性阴道纵隔
V3	阴道横隔和（或）处女膜闭锁
V4	阴道闭锁

口以上将宫腔部分分离。U2b：完全纵隔子宫，宫腔完全分离直至宫颈内口，可合并宫颈和（或）阴道异常。

（4）U3——双角子宫：分为U3a、U3b、U3c三种。U3a：不全双角子宫，宫底部外凹未达宫颈水平，仅宫腔部分分离。U3b：完全双角子宫，宫底部外凹将宫体完全分离直至宫颈水平。U3c：双角纵隔子宫，外凹的宫底中线处内凸的宽度大于子宫壁厚度的150%，可合并宫颈或阴道异常。诊断需要依靠磁共振或三维超声检查。

（5）U4——单角子宫：即有宫腔、内膜、宫颈的单侧宫腔，根据残角子宫是否有功能分为U4a、U4b两种。U4a：单角子宫伴残角宫腔，对侧为交通或不交通的功能性残角宫腔。U4b：单角子宫不伴残角宫腔，对侧为无功能性或发育不全的残角宫腔。以是否有周期性下腹痛相鉴别。

（6）U5——子宫发育不全：即发育过程中未形成良好的宫腔，未和阴道相通，经血不能流出，分为U5a、U5b两种。U5a：子宫发育不全伴残角宫腔，单侧或双侧的功能性残角宫腔。U5b：子宫发育不全不伴残角宫腔，始基子宫或完全性子宫发育不全。以是否有周期性下腹痛相鉴别。

（7）U6——未分类的畸形：是罕见的未分类的异常。

2.宫颈异常

（1）C0——正常宫颈。

（2）C1——纵隔宫颈：宫颈吸收缺陷，其特征是宫颈外形正常，宫颈内有一个纵隔。

（3）C2——双（正常）宫颈：宫颈融合缺陷，其特征是外观可见两个圆柱形的宫颈，这两个宫颈可完全分离或部分融合。可合并完全性双角子宫，即U3b/C2型发育异常。

（4）C3——单侧宫颈发育不全：其特征是单侧宫颈发育，对侧宫颈未充分发育或完全缺如。

（5）C4——宫颈发育不全：完全性宫颈发育不全及严重的宫颈形成缺陷，宫颈完全缺失或宫颈严重缺陷，如条索状宫颈、宫颈闭塞。

3.阴道异常

（1）V0——正常阴道。

（2）V1——非梗阻性阴道纵隔。

（3）V2——梗阻性阴道纵隔。

（4）V3——阴道横隔和（或）处女膜闭锁：包括不同类型的阴道异常及其变异，主要是阴道横隔及可引起相似堵塞症状的畸形。

（5）V4——阴道发育不全。

问题与思考

女性生殖器官畸形分类对指导临床有哪些意义？

生殖器官畸形是女性人群中较为常见的一类疾病，正确的分类对于准确地判断病情和合理地计划治疗方案十分重要。理想的分类系统应该满足以下几个条件：①标准清楚，对畸形可以做出明确的诊断和鉴别诊断；②全面完备，对所有的畸形都可以进行分类；③如果可能，可以反映生殖器官畸形的发病机制；④与患者的临床表现及预后相关；⑤与患者下一步的治疗相关；⑥简单有效，便于临床工作中使用。

本章所介绍的女性生殖器官畸形的分类系统各有利弊，经历长期临床实践，逐渐对各种分类系统有所了解，有所遵循，为临床的实际应用提供了理论依据。目前，我国专家对上述生殖道畸形分类的看法尚未完全统一，多数学者认为AFS分类系统是目前应用最广泛的分类系统，但是其相对简单，难以对复杂类型分类。VCUAM分类和Acién胚胎发育学分类分别从解剖学和发育学的角度细化了分类标准，但是由于各自的原因难以在临床广泛应用。ESHRE/ESGE分类作为专家共识，较好地反映了目前临床医师的认识。也可以看出，过去被忽视的宫颈发育异常和阴道异常逐渐受到了越来越多的关注，作为必要和有益的补充，丰富和发展了生殖器官畸形的分类系统，揭示了疾病发病机制的内在联系。随着对生殖器官畸形理解的不断深入，生殖器官畸形的分类系统也一定会不断改进和完善。

（李晓冬）

参 考 文 献

郎景和，2015.妇产科学新进展［M］.北京：中华医学电子音像出版社，14-20.

中华医学会妇产科学分会，2015.女性生殖器官畸形诊治的中国专家共识［J］.中华妇产科杂志，50（10）：729-733.

第三章

外生殖器官发育异常

临床上，倘若发现外生殖器官发育异常，应特别注意是否同时存在内生殖器官发育畸形，因为胚胎发生学的原因两者常常合并存在。早期发现、早期治疗可以获得好的治疗效果及预后，这对患者及其家庭都有着深远的影响。

第一节 女性外生殖器官的临床解剖

女性外生殖器（图3-1）是指女性生殖器官的外露部分，左右介于两侧生殖股褶、前后介于阴阜和肛门之间的器官，包括大小阴唇、阴阜、阴蒂、阴道前庭、尿道口、阴道口、处女膜、前庭大腺（巴氏腺）、尿道旁腺及其导管开口和阴道前庭球。

1.阴阜（mons pubis） 为耻骨联合前方隆起的脂肪垫。青春期开始生长呈倒三角形阴毛，阴毛的疏密和色泽存在种族与个体差异。

2.大阴唇（labium majus） 为一对脂肪和纤维组织组成的大的隆起皱褶，构成外阴的双侧边界。起自阴阜，止于会阴，两侧大阴唇后方在会阴体前融合，称为阴唇后联合。大阴唇外侧面与皮肤相同，内有皮脂腺、汗腺、顶浆分泌腺和毛囊，青春期

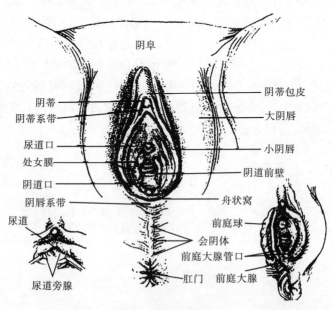

图3-1 女性外生殖器

长出阴毛；内侧面皮肤湿润似黏膜。大阴唇有很厚的皮下脂肪层，含有较丰富的血管、淋巴管和神经，如受创伤易致出血或形成血肿。幼女两侧大阴唇是合拢的，遮盖阴道口或尿道口；经产妇两侧大阴唇是分开的；绝经后妇女大阴唇萎缩，阴毛稀少。

3. 小阴唇（labium minus） 位于大阴唇内侧，呈扁平状并含有极少量脂肪的结缔组织皱襞，表面淡红、湿润，内有皮脂腺，汗腺很少或缺如，无毛囊，皮下血管、神经丰富，感觉敏锐。小阴唇的前端包绕阴蒂，上叶形成阴蒂包皮，下叶形成阴蒂系带。小阴唇的后端与大阴唇的后端融合成一条横皱襞，即阴唇系带。

4. 阴蒂（clitoris） 系由两束可勃起的柱状海绵体组成，位于耻骨弓的下缘。突出于前庭处形成阴蒂头，两束海绵体融合成阴蒂体，海绵体向两侧分开，沿耻骨下支到达附着点，该部为阴蒂的根部，即阴蒂脚，被坐骨海绵体肌覆盖。收缩时使血液积聚在海绵体内，引起阴蒂勃起。

5. 阴道前庭（vaginal vestibule） 是小阴唇内侧，从阴蒂到阴唇系带的部分。前方有尿道口、后方有阴道开口，阴道口与阴唇系带之间的浅窝，称为舟状窝，经产妇因分娩常损伤阴唇系带，而舟状窝见不到。阴道前庭覆盖着无色素、无角化的复层扁平上皮，无皮肤附属结构。前庭内含有分泌黏液的前庭小腺。阴道前庭为残留的胚胎期尿生殖窦，与男性阴茎内的尿道同源。

6. 前庭球（bulbus vestibuli） 位于阴道口的两侧，由静脉丛构成。前部与阴蒂相接，后部与前庭大腺相邻，表面被球海绵体肌所覆盖。

7. 前庭大腺（major vestibular gland） 位于大阴唇后部，如黄豆大小，左右各一，为球海绵体肌所覆盖。腺管细长，为 1～2cm，开口于前庭后方、小阴唇与处女膜之间的沟内。性兴奋时分泌黄色黏液起润滑作用。当发生炎症时，如腺管阻塞，可形成脓肿或囊肿。

8. 尿道口（urethral orifice） 位于阴蒂头的下方及前庭前部，为不规则的圆形孔。尿道后部有一对腺体，称为尿道旁腺，开口于尿道后壁、近尿道外口处，常为细菌潜伏之处。

9. 阴道口及处女膜（vaginal orifice and hymen） 阴道口位于尿道口下方，形状常不规则。其周围有一薄膜即处女膜，被覆扁平上皮。其中含有结缔组织、毛细血管及神经末梢，处女膜中央的小孔常因人而异，多在初次性交时破裂，而产后仅留有处女膜痕。部分少女可发生处女膜闭锁，导致经血潴留而痛经，需要手术切开。

10. 外阴的血管、淋巴和神经

（1）血管：外阴血液供应丰富，其来源为髂内动脉分出的阴部内动脉分支和由股动脉分出的阴部外动脉分支。阴道静脉形成广泛的静脉丛，最后回流到阴部内静脉和阴部外静脉。

（2）淋巴：分为腹股沟浅层淋巴结和深层淋巴结。浅层淋巴结位于阔筋膜上面，一部分沿腹股沟韧带下方横行分布，收纳阴道下段、阴唇、尿道下 1/4、会阴及肛门部淋巴；另一部分沿大隐静脉纵行分布，收纳会阴及下肢浅表淋巴。深层淋巴结位于股管内，可见 1～2 个股深淋巴结，收容腹股沟浅层淋巴。

（3）神经：阴部的前上方由髂腹股沟神经的皮支支配，后下方由股后皮神经的会阴支支配；在这两组神经之间，阴部神经的后支和会阴支也参与该处的神经支配。

依据1988年AFS外阴发育异常的分类，仅涉及处女膜闭锁（无孔处女膜）及外生殖器男性化。从胚胎发生学角度来说，外生殖器官发育畸形取决于泌尿生殖窦发育异常，如阴道前庭发育异常可形成小阴唇融合，或伴有尿道外口异常；倘若尿直肠隔不能抵达会阴，则可能引起尿道、阴道、直肠相通的多发畸形。

一般而言，因外生殖器官系外显器官，绝大部分畸形均可在出生时或出生后不久发现，这对早期发现、及时处理或择期治疗有重要意义。

第二节　阴蒂肥大

阴蒂肥大（hypertrophy of the clitoris）是临床较常见的外生殖器官畸形，它可以单独存在，也可合并阴唇融合，称为"雌雄兼体"。

一、发病机制

阴蒂肥大多由高雄激素引起，其中最常见的原因是肾上腺皮质增生。体内雄激素水平过高，女性胎儿的外生殖器就有可能表现为男性化，其男性化的程度决定于过量雄激素的起始时间和持续时间。若发生在胎龄12周以前，外生殖器官的发育程度只是形成尿道海绵体口；而胎龄12周以后，阴道和尿道已经形成各自独立的管道和开口，此时外生殖器官的异常则可能仅有阴蒂肥大。

二、临床表现

阴蒂呈圆柱状，位于两侧小阴唇之间的顶端，被阴蒂包皮包绕，系由能勃起的海绵体组织构成，分头、体、脚三部分。阴蒂有丰富的静脉丛及神经末梢，感觉敏锐，对维持满意的性欲、性高潮有重要意义。正常成人女性阴蒂总长度平均1.76cm，可视部分1.0cm，阴蒂头宽度0.5cm。倘若阴蒂的大小超过上述的长度，即可考虑阴蒂肥大。

三、治疗

保留血管神经的阴蒂整形术是较为理想的治疗方法。它既能保持器官的感觉功能，又可达到一个较满意的外观效果。目前主张，在胎儿出生后或出生1年左右施术。手术要点是需要切除大部分海绵体和远端的上皮部分，使剩余的阴蒂头形成"阴蒂"（图3-2）。可使用阴蒂包皮进行小阴唇成形（图3-3）。具体施术要点：对欲施小阴唇成形术的患者，将预部分切除的阴蒂海绵体背部包皮沿正中由包皮边缘至根部画一直线为标志，切开游离皮下组织，暴露并分离海绵体，并将其背部的血管神经丛游离，避免损伤；在耻骨弓联合处切断海绵体脚部；游离海绵体头部，部分切除、缝扎，将海绵体残端"蹲"在耻骨联合的筋膜上，与海绵体的另一断端对应吻合；用4-0可吸收线间断缝合阴蒂周围皮肤，用阴蒂包皮施小阴唇成形术。酌情可置皮条引流。

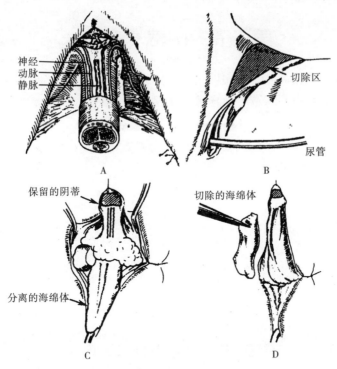

神经
动脉
静脉

切除区

尿管

A

B

保留的阴蒂

切除的海绵体

分离的海绵体

C

D

图3-2　阴蒂肥大海绵体切除

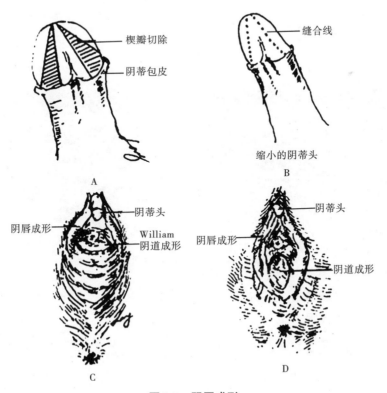

楔瓣切除

阴蒂包皮

缝合线

缩小的阴蒂头

A

B

阴蒂头

阴唇成形

William
阴道成形

阴蒂头

阴唇成形

阴道成形

C

D

图3-3　阴唇成形

第三节　阴蒂发育不全

阴蒂发育不全（hypoplasia of the clitoris）与阴蒂肥大相反，阴蒂发育小于正常。其可以单独存在或与外阴、阴道发育异常合并存在。

一、发病机制

该病由罕见的遗传综合征引起。

二、临床表现

体格检查时发现发育不全的阴蒂头及阴蒂体明显小于正常阴蒂头和阴蒂体，常因小阴唇覆盖而被忽略或遗漏。

三、治疗

一般不需特殊处理。阴蒂成形术只适用于需要恢复阴蒂解剖结构的罕见病例。

第四节　大小阴唇肥大

小阴唇肥大（libia hypertrophy）是一种常见的发育异常（图3-4、图3-5）。一般而言，在临床上该病意义不大。

大阴唇肥大（hypertrophy of the labia majora）临床上可以见到，而大阴唇单侧肥大却不多见（图3-6）。

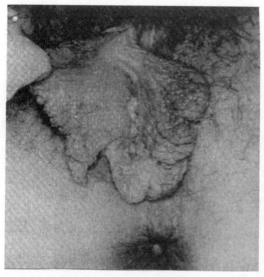

图3-4　双侧小阴唇肥大

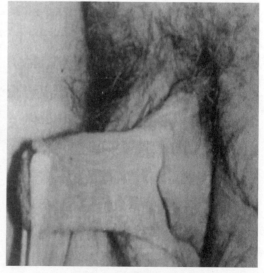

图3-5　右侧小阴唇肥大

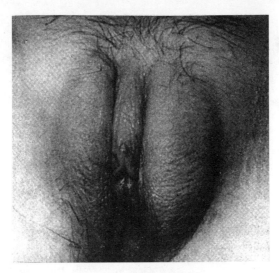

图3-6　一侧大阴唇肥大

一、发病机制

先天性小阴唇肥大可能与染色体异常（9p缺失）有关，而获得性小阴唇肥大可能有因心理障碍而发生手淫的病史。明显的小阴唇肥大是慢性刺激机体反应的结果。慢性手淫刺激可以导致阴唇部皮肤有明显改变。

研究表明，大阴唇肥大与处女膜孔过小等外阴其他异常有关。

二、临床表现

小阴唇肥大，无论单侧或双侧都比正常小阴唇大得多，而大阴唇肥大单侧畸形并不多见。患者就诊时，主诉外阴不对称。体格检查时一侧大阴唇明显大于另一侧，但临床实际意义不大。医师首先排除导致大阴唇不对称的外阴肿瘤或小肠疝。

三、治疗

单纯的手术切除和外阴整形是矫治的最好方法。

第五节　阴唇融合

阴唇融合（congenital labial fusion）（图3-7）即阴唇褶皱的融合。先天性阴唇融合可能是由于外生殖器官完成发育之前受雄激素的影响。

一、发病机制

女性胎儿在妊娠9～13周，受雄激素的影响会引起泌尿生殖窦和肛门之间会阴体组织的正常分离失败，导致阴唇褶皱的融合。于妊娠13～14周或以后，受雄激素的影

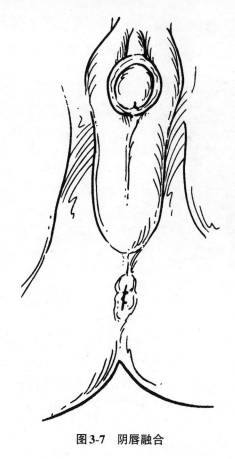

图3-7　阴唇融合

响则仅引起阴蒂肥大。与其他致畸作用相同，雄激素的影响也有一个临界时间-剂量关系。受雄激素的影响越早，阴唇、阴囊融合就越完全，泌尿生殖窦就易于保留。

二、临床表现

倘若雄激素的作用发生在外生殖器发育的关键时期，则临床表现为尿道海绵体部已发育成形，但阴唇融合，会阴皮肤的表现可能与阴囊样外观相似，阴阜也会隆起。阴唇融合伴阴蒂肥大合并肾上腺皮质增生的病例并非罕见。亦可遇到家族遗传性的后阴唇融合，这种遗传模式被认为是常染色体显性遗传伴不完全外显。

三、治疗

对有阴道而会阴体高，经血流出不畅，性生活困难或小阴唇融合的患者施行会阴切开整形术（图3-8）。手术要点：选择会阴体正中切口，下界达阴道口下缘，纵行切开，暴露阴道口；用4-0可吸收线间断缝合；为防止术后粘连，在近阴道口下缘施"∧"切开，横行缝合。术中预防尿道损伤。

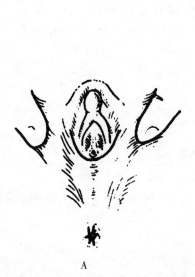

A

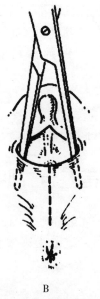

B

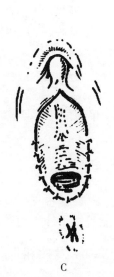

C

图3-8　会阴切开阴道整形术

A.小阴唇融合遮蔽了阴道口的后半部分；B.纵向切开；C.横向缝合

第六节　尿道黏膜脱垂

尿道黏膜脱垂（urethral mucosa prolapse）常被描述为黏膜经尿道外口滑出，其发生常与尿道肉阜有关。

一、发病机制

该患者常见于月经初潮前或绝经后的年龄段妇女，提示其发生与雌激素缺乏有关。此外，黏膜脱垂也易在咳嗽或爆发用力后发生。说明雌激素缺乏、尿道黏膜冗余、支持组织松弛及腹压增加等综合因素也可引起尿道黏膜脱垂。

二、临床表现

尿道黏膜脱垂一般不会引起疼痛或不适，有时会排尿困难。检查时，尿道口前方有明显的黏膜滑出，呈红色花瓣样水肿的组织环（图3-9）。其表面可能有溃疡、坏死及浆液渗出。实施正确的尿道口探查可做出诊断。

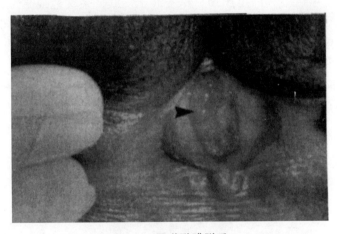

图3-9　尿道黏膜脱垂

三、治疗

1.非手术治疗　坐浴可以减少充血，控制感染。对轻、中度黏膜脱垂，局部可涂雌激素乳膏；亦可在麻醉下将脱垂黏膜复位。

2.手术治疗　切除多余的黏膜，用4-0可吸收线将尿道黏膜边缘与前庭黏膜缝合，效果较好。但应防止术后尿道狭窄、尿失禁、尿潴留及复发。有学者倡导用高频电刀电灼疗法或冷冻疗法，但需时间长，有一定风险。有学者创造出一种"非出血性结扎环切术加复位成形"，即将14～18号金属探条插入尿道后，在尿道外口处，将多余脱垂的黏膜用粗丝线系紧，将结扎远端多余的黏膜切除；切除残端用4-0缝线沿结扎线下方预置性环形间断缝合结扎线和金属探条之间的组织，随即将结扎线剪断，取出金属探条，再将预置的缝合线系牢。该方法疗效满意。

第七节 外阴血管瘤

血管瘤（hemangioma）为先天性血管起源的畸形，并非真正的肿瘤。目前俗称的外阴血管瘤种类繁多，主要有毛细血管瘤（草莓样胎记）、海绵状血管瘤、绒毯样血管瘤、血管角质瘤及化脓性肉芽肿等。这类血管瘤的共同特点是缺乏平滑肌组织支持的脉管腔隙。本文重点介绍婴儿期血管瘤（草莓样血管瘤）、先天性静脉畸形（海绵状血管瘤）、老年血管瘤（樱桃状血管瘤）的临床问题。

一、婴儿期血管瘤（草莓样血管瘤）

（一）发病机制

肿瘤病变部位的真皮外层毛细血管明显扩张，且伴有大量新生毛细血管。早期阶段，肿瘤的毛细血管增生明显且血管的内皮细胞增生隆起。晚期阶段，纤维组织逐渐代替血管，导致血管瘤萎缩。

（二）临床表现

这种血管瘤出生后不久即可出现，稍隆起于皮肤，系红色或暗红色的酷似草莓的软肿瘤。其大小由数毫米至数厘米不等（图3-10）。该瘤在婴儿早期初始生长后发现，一般在几年内可自然消退。有报道称，约63%的病例在5年内血管瘤消退或好转。

（三）治疗

用冷冻外科探针施冷冻治疗是经常采用且简单有效的方法。根据病变程度和范围，采用探针全部或部分冷冻，探针接触瘤体一般为20～30s，直至病变周围出现许多小冰球样物为止。首次治疗后4～6周需重复治疗，一般2～4次。也可用氩激光器进行治疗。

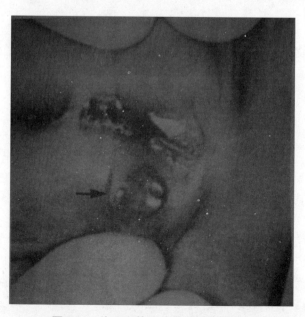

图3-10 外阴血管瘤（草莓样血管瘤）

二、先天性静脉畸形（海绵状血管瘤）

（一）发病机制

该肿瘤是由大而不规则的血管腔构成，其血管内壁衬以单层内皮细胞，血管壁外膜细胞肥大而变厚，肿瘤分支可进入皮下脂肪、筋膜和肌间隔。临床上将肿瘤分为缓流型病变和速流型病变，前者包括毛细血管畸形、淋巴管畸形和静脉畸形；后者包括动脉畸形、动静脉瘘及动静脉畸形。其中，静脉畸形约占2/3。

（二）临床表现

静脉畸形病变常在出生后数月出现，保持增大状态直至18个月，继后可保持稳定。外阴部病变常呈紫色多叶状或结节状，其病变范围从数平方毫米至数平方厘米（图3-11）。亦可从外阴扩散到阴道内或自阴道黏膜下向阴道腔内膨出。原病变可延伸至皮下组织形成血栓，一般不会自然消退。

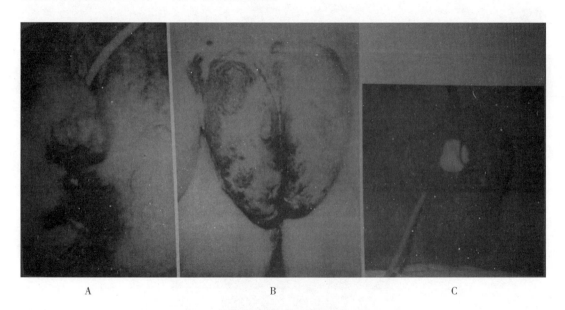

A   B   C

图3-11　海绵状血管瘤

A.1例孕妇血管瘤延伸到肛周和尿道旁，该患者最终以剖宫产结束分娩；B.血管瘤累及整个外阴；C.巨大血管瘤累及患者的右侧外阴，并延伸到阴道

成人外阴海绵状血管瘤的症状，取决于病变范围大小与发生部位。倘若覆盖病变部位皮肤出现溃疡，可出现外阴沉重感、不适感、疼痛或出血。巨大的海绵状血管瘤可致阴道通路扭曲或被挤占。倘若存在于妊娠晚期，足月分娩时可酿成大出血，故应适时选择分娩方式。外阴海绵状血管瘤应与外阴静脉曲张相鉴别，前者在患者一生中持续生长而不会自然消退；后者多是独立的病变。

（三）治疗

1.儿童患者治疗　除非肿物出现溃疡或出血，或生长迅速导致畸形，否则均采用择期手术和非手术治疗方案。小而孤立的病变可采用局部注射硬化剂（乙醇），治疗间隔2～4周，效果满意。手术切除小的孤立病灶并不困难，但在广泛深在的血管瘤可并发大出血，应谨慎行事。氩激光治疗也有较好效果。

2.成人患者治疗　选用择期手术治疗。对体积大、累及深层组织的病变，应施行部分切除；对较小的病变，可试用完全切除。

三、老年血管瘤（樱桃状血管瘤）

（一）发病机制

老年妇女外阴血管瘤相当常见。其瘤体由许多衬以扁平化的内皮细胞扩张的毛细血管构成。这些毛细血管位于真皮浅层，并常侵入内层上皮细胞。围绕血管周围的胶原纤维质地是均匀的。

（二）临床表现

外阴可见由亮红色至深蓝色可压缩的似软丘疹物组成的多发性血管瘤。一般直径为3mm（图3-12）。绝大部分患者无临床症状。倘若绝经后妇女主诉外阴出血，应想到本病。

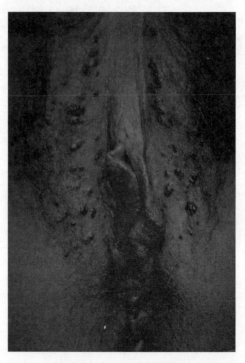

图3-12　老年外阴血管瘤

（三）治疗

一般无须治疗。如有反复发作出血，可采用冷冻外科、电烙干燥或CO_2激光治疗。有适应证者亦可手术切除。

第八节　尿道口处女膜病

尿道口处女膜病（urethral orifice hymen disease）是指残留的处女膜伞或处女膜瘢痕

异常，尿道口与阴道口靠拢，距离缩短，可反复引起下尿路感染。

一、发病机制

由于尿道口与阴道口发育异常，间距缩短，阴道分泌物易逆流入尿道，或残留处女膜伞或处女膜瘢痕阻挡尿道口形成尿道远端袋状陷窝，使尿流受阻或尿液反流，或部分尿液残留于陷窝内，有利于细菌繁殖。该病分为堤坝型、处女膜伞型和处女膜融合型。

二、临床表现

该病多见于已婚或有性生活的中青年妇女，病程长，反复发作。其主要表现为尿频、尿急、血尿、排尿困难等症状。检查时，发现阴道尿道口间距缩短，倘若用大棉签压迫阴道口前壁并向内推进时，尿道口能带入阴道内，或残留处女膜部分完全遮盖尿道口。诊断时应排除尿路感染、下尿路器质性梗阻、神经源性膀胱等疾病。

三、治疗

该病虽然有尿路感染的症状，但用抗生素治疗效果欠佳，应采用手术治疗。其要点是尿道口处女膜应彻底切除，尿道远端充分游离，成型尿道口与阴道口间距＞1.0cm。应注意部分患者需定期做尿道扩张。

第九节　特殊类型的外阴阴道畸形

特殊类型的外阴阴道畸形（special malformation of the vulva and vagina）应从胚胎学谈起。女性外阴阴道畸形是胚胎期米勒管末端和（或）泌尿生殖窦发育异常（urogenital sinus malformation）所引起的。所谓特殊类型的含义是，该类型临床表现复杂多样，常合并泌尿系统和肛门、直肠发育异常，现有的外阴阴道畸形的分类法尚未将其包括在内。本节将探讨这类畸形分型在诊断治疗中的意义。

一、发病机制

胚胎6周时，米勒管向尾端生长，并越过中肾管向内侧移行，直至两侧米勒管达尾端中线处融合。继后继续向尾端延伸达泌尿生殖窦后壁，形成米勒结节，末端细胞团向尾端增生，形成细胞索。与此同时，泄殖腔被尿直肠隔分为腹侧的泌尿生殖窦和背侧的肛门直肠窦，泌尿生殖窦的上段发育成膀胱，中段形成尿道，后方两侧形成一对窦阴道球。阴道球和阴道索相接处细胞增生成为阴道板，于17周完成管腔化。阴道板在生长过程中，将前方尿道向会阴方向推压，使尿道、阴道开口于会阴，泌尿生殖窦下段呈喇叭状外翻形成前庭（详见第一章"女性生殖器官的发生"）。

外阴、阴道、尿道畸形的严重程度取决于泌尿生殖窦发育异常位置的高低。胚胎第10周，阴道与前方的泌尿生殖窦交通，引起不同程度的尿道-阴道瘘或阴道-膀胱瘘；阴道下段贯通障碍形成阴道闭锁；前庭发育异常形成小阴唇融合，或伴有尿道外口异常；倘若尿直肠隔不能抵达会阴则可引起尿道、阴道、直肠相通的多发畸形。该类畸形常合并宫颈、子宫畸形，或合并肾脏、脊柱和心脏多发畸形。

二、临床表现

此类畸形与泌尿生殖窦发育异常有关。患者多表现为经血通道异常，程度不同的尿道-阴道瘘、阴道闭锁和前庭发育异常。为便于诊治，临床上将该病分为以下三型。

1. Ⅰ型（轻型）　小阴唇融合系泌尿生殖窦远端保留，被覆其表面的泌尿生殖膜未消失，小阴唇融合，前庭被皮肤遮盖，未显露阴道开口。经血与尿液自同一孔道流出。此型无尿道、阴道畸形，仅以小阴唇遮盖尿道口、阴道口。检查时，用金属导尿管由泌尿生殖窦向头端探入可导出尿液，说明前方为尿道；再将导尿管退出至泌尿生殖窦口，先垂直向下，再向内行可探入阴道。

2. Ⅱ型（中型）　远端尿道-阴道瘘伴阴道闭锁，尿道-阴道瘘位于尿道括约肌以下的低位交通，又称为尿道括约肌下型（infrasphincteric）。经血与尿液自同一孔道流出，或伴有压力性尿失禁和泌尿系统感染症状。此型常合并尿道外口发育异常。检查时，尿道外口宽大、松弛（性交所致），用探针可探入尿道后方、闭锁上方的阴道内。此外，盆腔超声、MRI、膀胱镜检查对确定畸形的结构有重要价值。

3. Ⅲ型（重型）　近端尿道-阴道瘘伴阴道闭锁，尿道-阴道瘘位于尿道外括约肌以上的高位交通，又称为尿道括约肌上型（suprasphincteric）。出生后即发现外阴畸形，青春期后发现经血与尿液自同一孔道流出。此型中最严重者为泄殖腔存留，尿直肠隔未能达到会阴，形成尿道、阴道、直肠末端贯通，于会阴仅见一小开口。也可合并脊柱、肾、输尿管及心脏发育畸形。此型患者的瘘口位于尿道括约肌的上方甚至膀胱内，可出现尿液反流至闭锁上方阴道内，也可形成巨大囊肿，甚至导致尿路梗阻，更易患尿路感染。倘若合并直肠发育畸形，则可发生排便障碍。因尿道-阴道瘘的位置较高，闭锁部位长，常需行盆腔超声、MRI、膀胱镜及腹腔镜检查。

三、治疗

因该类型畸形常缺乏正常的女阴形态，故在重建阴道解决经血流出及性生活的同时，还应重塑大小阴唇、阴道前庭和会阴体，尽可能恢复女性外阴特征。处理原则是整复外形：尽量恢复患者的女性外阴特征；解除梗阻：贯通闭锁的阴道，使经血流畅，性生活满意，改善生育功能；修复缺损：修复尿道-阴道瘘，治疗泌尿、消化道症状；恢复功能：在恢复功能的同时，尽力减少并发症的发生。

具体治疗措施：

Ⅰ型：会阴体切开+小阴唇整形术（cutback vaginoplasty）。术式简单，易于掌握，重建后外阴形态接近正常，术后无须置模型。

Ⅱ型：切除瘘口下方尿道-阴道隔，既消除了瘘管，又打通了闭锁阴道的下段。因为瘘口低于尿道外括约肌，阴道闭锁接近会阴，且闭锁长度较短，将上段阴道黏膜下拉即可用于重建阴道下段，一般不必用会阴皮瓣成形。尿道阴道外口需仔细修整，术后间断置入阴道模型。

Ⅲ型：手术较复杂。其要点是绝不能损伤尿道外括约肌。因此，应将原泌尿生殖窦开口作为尿道开口予以保留，在其下方会阴皮肤重新造口，分离尿道直肠间隙，直至与上方阴道贯通；封闭上段阴道的尿道内开口，即切除尿道阴道瘘管；闭锁段如果长度短，创面较小，或上段阴道扩张黏膜能够拉伸，可采用下拉上段阴道黏膜的方法。该型因成形后创面大，可用会阴皮瓣或羊膜行阴道成形，术后置入阴道模型。此外，有学者在术中经尿道及瘘管放置气囊导管至阴道上段（可用膀胱镜辅助），充盈气囊，引导术者贯通下段闭锁组织与上段阴道，并减少周围尿道、直肠损伤。如合并有肛门、直肠畸形，则可同时施行肛门、会阴体重建术。

第十节　尿直肠隔发育不全

一、发病机制与临床表现

外生殖器由生殖结节（genital tubercle）、尿生殖沟（urogenital groove）、尿生殖褶（urogenital fold）和生殖隆起（genital swelling）构成。倘若尿直肠隔发育障碍，则尿道、阴道、直肠开口于一个腔，也可能尿道阴道隔正常，肛门开口异常，正常肛门处仅有一小凹陷，而直肠开口于阴道、舟状窝、会阴，形成阴道肛门（图3-13）。

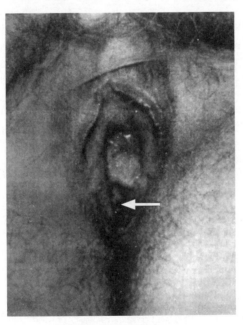

图3-13　前庭肛门
肛门（箭头所指）和阴道均开口于前庭

二、治疗

因为前庭肛门、会阴肛门、异位的肛门有括约肌，功能正常，可不必处理。但阴道肛门，为避免上行感染，可先行直肠造口，将残留肠管穿过提肛肌，在正常肛门位置做人工肛门。肛门伤口愈合后再施肠吻合术。该手术复杂，成功率低，术前应与患者充分沟通。

第十一节　尿道阴道隔发育不全

一、发病机制与临床表现

在阴道前庭发育形成过程中，尿道向下伸展，于阴道上缘开口或开口于阴道壁近阴道口处。在生长发育过程中，也有可能向上恢复至正常位置。

二、治疗

尿道过度上延到阴蒂下方，尿道与阴道口之间距离较远，不影响排尿，无须手术。倘若需手术矫正，应谨慎全面考虑。

第十二节　双　外　阴

一、发病机制与临床表现

双外阴（duplication of the vulva）系极为罕见的外阴畸形，据文献报道，全球仅有18例。一般表现为同时存在双阴道、双子宫、双尿道、双膀胱及双结肠，但卵巢和肾脏正常。未经治疗而妊娠者3例。

二、治疗

该病并无标准的治疗方案。除因美容原因，外科手术似无必要。

第十三节　外阴阴道畸形与相关的泌尿系统、消化系统异常

一、相关泌尿系统异常

生殖系统畸形患者约23%合并有泌尿系统异常。相反，若首次发现泌尿系统异常的患者中，48%～70%合并生殖系统畸形。可见两者的相关性非常紧密，必须全面仔细检查，不可遗漏。

1.输尿管开口异位　可出现在外阴、阴道的任何部位。主要表现为尿失禁，尿道稀薄的排出物或阴道脓性排出物。经尿路造影、膀胱镜、阴道镜检查，或静脉注射亚甲蓝可做出诊断。

2.膀胱外翻　完全型膀胱外翻患者，脐与生殖器官之间的腹壁明显发育不全。还伴随有下腹部肌肉、膀胱前壁、尿道顶、阴阜、阴蒂和耻骨联合发育不全。尿道出口往往缺如，膀胱三角区的最低点开放，并可见到尿道后壁。阴道移位于相当阴蒂位置。

若仅在尿道顶有缺陷，则称为尿道上裂。

3.其他 肾发育不全、盆腔异位肾、双肾集合系统等畸形。

二、相关消化系统异常

消化系统畸形合并生殖系统发育异常，常见肛门闭锁，新生儿中发生率约为1/5000。肛门畸形常见的发生部位是阴道入口的下部（称前庭肛门）或阴道入口邻近的会阴部。该病表现出程度不同的肛门狭窄、消化系统梗阻及性生活的困难。此外，高位直肠阴道瘘易在婴儿或儿童期手术时被忽略，应谨慎施术。

病例与解析

病例一

患者高某，女性，16岁，未婚，入院日期2016年5月4日，陈述者为患者母亲。

主诉：因阴蒂肥大1年，声调低沉半年入院。

现病史：月经未来潮，近1年发现阴蒂增大，近半年声音低沉似男性。无其他特殊病史。

体格检查：乳房不发育，痤疮、头发稀少，女性体征发育差。腹部未见异常。妇科检查：外阴呈幼女型，用小棉签探入阴道深约6cm，阴蒂肥大>2cm，阴蒂头部宽>0.5cm，整个阴蒂可视部分4cm。尿道口、阴道口位置正常。直肠指检示子宫大小正常，左侧附件可触及5cm×6cm肿物，边界清楚，无压痛，可活动。右侧附件可触及约4cm×4cm肿物，活动，无压痛。

辅助检查：妇科彩超（经肛门）可见子宫大小与年龄相符，左卵巢暗区（卵巢病变？），右侧卵巢肿块（肿瘤？ 4.81cm×4.4cm×3.14cm）。激素测定，FSH 1.65mU/ml，LH 3.63mU/ml，E_2 59.0pg/ml，P 0.39ng/ml，T 6.36ng/ml，PRL 38ng/ml。肿瘤五项测定值均在正常范围。染色体为46,XX。

初步诊断：①阴蒂肥大；②卵巢肿物（性质？）。

治疗经过：于5月30日实施保留血管神经的阴蒂成形与腹腔镜右侧附件切除及左侧卵巢囊肿剥除术，手术顺利。术后病理：右侧卵巢Sertoli-Leydig细胞瘤（中分化），左侧卵巢单纯囊肿。术后给予BEP方案治疗。

解析：阴蒂肥大是常见的外生殖器官畸形，可以在新生儿期或青春前期发现，可单纯存在或与其他畸形如阴唇融合同时存在。本例合并卵巢性索间质细胞瘤，分泌过多的雄性激素引起阴蒂肥大。因此，应重视寻找阴蒂肥大的原因。卵巢性索支持-睾丸型间质细胞瘤（Sertoli-Leydig细胞瘤）主要分泌雄激素，发生率占卵巢肿瘤的0.1%～0.5%。

本例患者年龄为16岁，从未月经来潮，女性性征发育差，阴蒂肥大，声音低沉、痤疮1年余。据文献报道，患者症状持续时间长，平均3年，约2/3患者有男性化表现，10%患者以腹痛为主，少数患者是在其他疾病检查或手术时偶然被发现。本例患者妇科检查、妇科B超均发现卵巢肿物，血睾酮水平达6.36ng/ml（正常上限为0.95ng/ml），术后3天睾酮降至正常水平（0.94ng/ml），抗米勒管激素（AMH）水平也在正常范围（术前因故未测）。依据患者年龄、临床分期、病理类型、分化程度、肿瘤包膜是否完整等选择手术方案。对幼女和要求生育的青年妇女应保留生育功能，实施患侧附件切除，对侧卵巢剖检行冷冻病理检查，如无病变保留附件。本例行右侧附件切除，左侧卵巢剥检，术后病理为右侧卵巢Sertoli-Leydig细胞瘤（中分化），左侧卵巢单纯囊肿。临床分期 $I c_1$。术后给予BEP化疗方案。

预后评估：中分化的支持-睾丸型间质细胞瘤手术后可来月经，男性化或多毛会有所改善，睾酮会降至正常，但阴蒂肥大、声音低沉仍可存在一定时间，多数病例预后良好，尚未发现复发和转移的病例。本例同时实施阴蒂整形术。

病例二

患者李某，28岁，已婚，孕0。主诉：因尿频、尿急、性生活不适1年，于2015年3月25日门诊就诊。

现病史：1年前患者因尿频、尿急在当地多家医院诊断为泌尿系统感染，经用多种抗生素及中药长期治疗，症状未见明显改善，性生活不适、腰痛未见明显缓解。月经规则，无痛经。

体格检查：妇科检查，已婚未产型外阴，尿道、阴道口间距＜4mm，在尿道口下方两侧处女膜伞呈片状活瓣反转遮盖尿道口，尿道口下方遗留增厚的处女膜瘢痕组织形似堤坝。阴道插入试验即用大棉签或示指将阴道前壁向内推进时尿道口被推入阴道。可见宫颈光滑。内诊子宫大小正常，中位，双侧附件未触及。

辅助检查：高倍镜下检验分泌物滴虫（−）、念珠菌（−）。尿常规检查（＋），余未见异常，清洁度Ⅰ度。膀胱镜及静脉肾盂造影（IVP）检查均未发现上尿路异常。妇科阴道彩超：盆腔未见异常。

初步诊断：尿道口处女膜病。

治疗经过：转泌尿外科门诊施手术治疗，效果满意。

解析：临床上本病并非罕见。由于对本病的认识不足，体格检查欠仔细，对正常的女性尿道口与阴道口处女膜的解剖关系认识模糊，经常误认为单纯下尿路感染，但用抗菌药物及中药治疗后，仍反复发作，久治不愈，持续数月至数年，应引起高度重视。本病特点是多见于中年已婚妇女，病程长，反复发作。主要症状为尿频、尿急、烧灼感或夜尿增多等刺激性症状。尿道口与阴道口间距缩短＜4mm（正常≥10mm），阴道插入试验阳性。本病系独立性疾病，诊断时应排除单纯性尿路感染、下尿路器质性梗阻、神经源性膀胱疾病等。引起症状的诱因多为行经期或性生活后，用药后偶有症状缓解，但依旧复发，迁延不愈，痛苦难忍。关于治疗，采用切除尿道处女膜伞的方法，要点是钳夹伞瓣，于尿道口切除伞的内板或尿道下方做横置梭形切口，切除尿道口相当5：00 ～ 7：00处女膜，潜行剥离及翻开阴道黏膜，分离黏膜下组织约1cm，显露尿道远段，用4-0可吸收线对边间断缝合切口，术毕。手术顺利，经随访效果满意。

问题与思考

1.阴蒂肥大的原因何在?

阴蒂肥大是临床常见的外生殖器官畸形,常见的原因是胚胎时期由于先天性肾上腺皮质增生,体内过多的雄激素促使阴蒂生长肥大,多见于新生儿期。在儿童期或青春期患者,卵巢分泌雄激素的肿瘤是形成阴蒂肥大的主要原因,临床上容易忽略,体格检查时容易漏掉,辅助检验的项目不全(主要是雄激素)、妇科B超对盆腔包块的性质判断有误等常常发生,应引起临床医师的足够重视。本例患者在其他医院几经周折,均未明确诊断,后转至本院就诊,经各方面检查,初步诊断为卵巢Sertoli-Leydig细胞瘤合并阴蒂肥大,经手术治疗效果满意,正在随访中。

关于保留血管神经阴蒂成形术的要点,于阴蒂体两侧切开达白膜,分别沿白膜环绕海绵体上下方游离阴蒂背腹侧包皮,找到神经血管,千万勿损伤,切除部分海绵体,根部用丝线结扎。于阴蒂头部腹侧呈三角形切除部分组织,间断缝合,以使阴蒂头缩小。再将阴蒂头缝合固定于阴蒂脚上方筋膜上,间断缝合阴蒂包皮,放置引流条,术毕。

关于产生雄激素的卵巢肿瘤切除范围,依据临床分期而定。临床性索间质细胞来源的肿瘤,对放疗、化疗敏感,必要时术后放化疗效果好。

2.下尿路感染与尿道口处女膜病是一回事吗?

两者各为独立的疾病,只不过临床表现出的尿频、尿急等症状相似,但引起症状的原因不同。前者是致病菌的直接感染或与阴道炎症有关,尿道口与阴道口处女膜解剖关系正常;后者是由于尿道口与阴道口间距短(<4mm),解剖异常导致处女膜伞呈片状活瓣反转遮盖尿道口,致尿流不畅而出现的症状。症状的病因不同,前者有尿频、尿急、尿痛的症状,经抗感染及时治疗症状明显好转或治愈。后者出现的尿频、尿急、烧灼感刺激症状重,经抗感染长期治疗,疗效不佳,病程长,反复发作,经手术治疗,效果满意。另外,围绝经期妇女出现的尿频、尿急等泌尿系统症状,经抗感染治疗无效,迁延不愈,应考虑是否由于性激素的改变所引起,应做激素测定,进行相应处理后效果满意。

3.性发育异常与女性生殖器官发育异常的相关性如何?

性发育异常与生殖器官发育异常不是完全的等同关系。但在临床上经常见到交叉的情况,值得重视并应予以区别。性发育异常是指胚胎、胎儿时期性发育过程中任何一个环节发生障碍或受到影响所导致的发育异常,为便于临床应用常将其分为性染色体异常、性腺发育异常、性激素功能异常,这三类往往伴有生殖器官发育异常。生殖器官发育异常是指生殖器官发育过程中受内外环境不利因素的影响,由于米勒管发育不全、融合障碍、管道腔化受阻及外生殖器官的衍变过程发生障碍所导致的异常,如处女膜闭锁、阴道闭锁、宫颈闭锁、双子宫、无子宫、输卵管发育异常等,而大多数情况下其性染色体、性腺及性激素可正常。

4. 外生殖器性别模糊时如何鉴别?

外生殖器官模糊不清与雄激素异常相关,临床上常将其分为雄激素过多、雄激素缺乏(或不足)和性腺分化异常三类。雄激素过多常见于先天性肾上腺皮质增生(CAH)、孕早期过多服用雄激素药物,应详细询问孕期用药及家族史;雄激素缺乏常见于不完全型雄激素不敏感综合征(IAIS)、睾丸退化、不完全型17α-羟化酶/17,20碳链裂解酶缺乏症,应做相应的酶学检验以做出诊断;性腺分化异常常见于真两性畸形、45,X/46,XY性腺发育不全。

临床上遇到外生殖器官模糊的新生儿时,应到有一定经验的医院尽早确诊、早期处理。体格检查时,应特别注意阴蒂大小、阴唇融合程度及性腺部位。染色体是必检项目,均应精确无误,如患者染色体核型为46,XX,有乳房发育,临床上可拟诊为先天性肾上腺皮质增生或真两性畸形;若染色体核型为46,XY则多数诊为不完全型雄激素不敏感综合征,少数为真两性畸形,极少数为不完全型17α羟化酶/17,20碳链裂解酶缺乏症。

5. 外生殖器官发育异常的临床问题有哪些?

(1)常见外生殖器官发育异常的因素:生殖器官的发育可在胚胎或胎儿期的任何阶段停止或发生改变,由此引起的先天性生殖器官发育异常出生时可无任何表现,直到出生后一段时期,尤其是青春期才有所表现。本章所述的外生殖器官发育异常的各类疾病系在外阴的暴露区域,因此多在胎儿出生时或出生后不久即可发现,如阴蒂肥大、阴唇融合等。应注意不应该仅在患儿出现明显异常时才被怀疑,即使是轻度异常时也应重视,需进一步辅助检查。有关外生殖器官发育异常与特定的遗传或染色体相关常见的畸形有小阴唇增生与9p缺失有关;小阴唇萎缩与18q缺失、18三体有关;肛门闭锁和会阴畸形与11q三体、13q缺失、16q三体、18三体有关;两性畸形与11p缺失、16q三体有关;睾丸女性化与X连锁阴性遗传有关等。

(2)常见外生殖器官发育异常的诊断:主要包括以下诊断程序:①向双亲详细询问病史,特别是家族遗传史,孕期是否服用性激素的详细情况,如果近期出现男性化表现,警惕是否存在分泌雄激素肿瘤。②对患儿仔细行体格检查,如阴蒂是否轻微增大,尿道或肠道的任何畸形,腹股沟或盆腔包块,腹股沟疝及其他明显畸形等。特别指出,应能触诊会阴及腹股沟区是否有性腺睾丸存在。③确定患儿染色体核型以提供基因性别的可靠依据。④在患儿出生后最初的数天内密切观察生殖器官的变化。⑤其他辅助检查如超声、逆行性尿道造影可以显示尿道与自米勒管分化而来的组织间的连通状况。

(3)常见外生殖器官发育异常的处理原则

①制订周密的治疗计划:在新生儿期、婴儿期或儿童期,一旦做出诊断就应制订切实可行的矫形计划。特别关注外生殖器官异常的矫治与性别培养相关的心理因素,应充分向家属沟通,因为性别趋向的选择应取决于现实患儿外生殖器官的外观与功能正常的潜在可能性。矫治手术时患儿年龄尽量在3岁左右完成,因为这时患儿的社会性别认知已经建立。外生殖器官的矫治对女性而言更容易,术后所造成的社会问题较少,

远期效果好。

②性腺切除：对Y染色体核型与发育不全的性腺并存的患儿，由于增加了性腺恶变的风险，即这类患儿30%可能发生性腺母细胞瘤，其中50%可能恶变为无性细胞瘤，因此均应在青春期之前实施性腺切除。

③矫形手术技巧：矫形手术时患儿年龄段应在3岁左右，因为此时期实施手术不会对患儿造成任何记忆伤害。实施手术时应注意对阴蒂的保护，这是因为阴蒂是组成外生殖器部分功能的重要器官，倘若阴蒂中重度肥大应施阴蒂部分切除整形术。对于性特征模糊的外生殖器官实施修复整形时应由经专业培训的有经验的医师施术。如果性别取向选择合适，手术技巧完美，大部分患者今后的性生活较为满意。

④心理疏导：实行外生殖器官矫治术的同时应重视心理支持，医护人员应耐心给患者、家属进行心理疏导，以使其确信先天性的缺陷并不会对她们享受快乐完美的生活构成影响。

（王振海　闫　璐）

参 考 文 献

曹泽毅，1999.中华妇产科学（下册）［M］.北京：人民卫生出版社，191-194.

范伟，周光军，沈栋，2005.尿道口处女膜病的诊断与治疗（附80例报告）［J］.现代泌尿外科杂志，10（1）：47-48.

郎景和，2001.妇科手术笔记（第一卷）［M］.北京：中国科学技术出版社，28-29.

郎景和，2004.妇科手术笔记（第二卷）［M］.北京：中国科学技术出版社，47-49.

马腾骧，2000.现代泌尿外科学［M］.天津：天津科学技术出版社，917-924.

王姝，郎景和，朱兰，2009.特殊类型外阴阴道畸形六例临床分析［J］.中华妇产科杂志，44（4）：263-267.

吴瑞芳译，2010.外阴阴道良性疾病［M］.北京：人民军医出版社，191-194.

许哲，李光昭，马永江，1998.尿道口处女膜病的诊断与治疗［J］.临床泌尿外科杂志，13（10）：444-445.

赵勇，冯进，周启筑，等，2006.尿道口-处女膜成型术治疗尿道处女膜融合症［J］.临床泌尿外科杂志，21（8）：263-264.

Hirschcorn RC，1996.Urethral hymenal fusion［J］.J Urol，96（5）：784.

第四章

内生殖器官发育畸形

女性内生殖器官（图4-1）是指阴道、宫颈、宫体、卵巢、输卵管。临床上，这些器官发育异常，虽然总发生率并不高（生殖道畸形发生率为0.1%～5%），但是可以见到。了解内生殖器官的临床解剖对其发育异常的诊治至关重要，将分别在本章各节叙述。

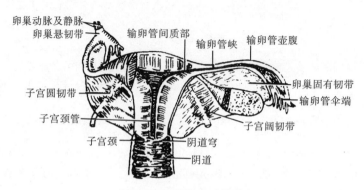

图4-1　女性内生殖器官

第一节　阴道的临床解剖

1.阴道　位于阴道前庭和子宫之间，连接外阴和子宫。阴道自上而下成45°角倾斜，其长轴与骨盆边缘相平行，而与子宫成直角。阴道前壁长7～9cm，后壁长10～12cm。阴道前、后壁松弛且相互贴合，侧壁则比较僵硬且分离，在横切面观，阴道松弛时呈"H"形。阴道由黏膜、肌层和外膜构成。其上端包绕着宫颈，下端开口于阴道前庭。围绕着宫颈周围的部分称为阴道穹，分左、右、前、后四部分。阴道穹后部较深，为1～2cm，与直肠子宫陷凹紧密相邻，为盆腔的最低点。阴道上1/3的前壁与膀胱底部相邻，而下2/3的前壁与尿道毗邻。阴道后壁的上1/3被盲端腹膜覆盖；中间1/3被纤维脂肪组织和直肠阴道隔与直肠的下端分离；下1/3被直肠阴道隔、会阴部肌肉和肛管及肛门括约肌分开。阴道壁有许多横纹皱襞及外膜层的弹力纤维，故有较大的伸展性。阴道黏膜层为鳞状上皮而无角化层。青春期前，阴道黏膜较薄；青春期，因受雌激素的刺激，鳞状上皮成熟，黏膜增厚，对卵巢产生的雌、孕激素发生周期性反应。分析阴道细胞的脱落，有助于评估妇女的激素状态，称为阴道细胞学。

阴道黏膜本身无分泌腺，但能产生渗透液，以保持黏膜湿润。阴道内几乎随处可见到中肾管（午非管）和副中肾管（米勒管）残迹，前者往往分布到阴道前侧壁，后者可出现于阴道任何处，具有临床意义。阴道黏膜表层上皮细胞含有糖原，在阴道杆菌的作用下转变为乳酸，使之保持酸性（pH 为 4～5）。青春期前和绝经后妇女阴道黏膜薄而缺乏糖原，容易发生感染。

2.阴道的血管、淋巴管和神经

（1）血管：子宫动脉、阴部动脉和直肠中动脉是阴道血供的主要来源（图4-1）。这些动脉均系髂内动脉的分支，在阴道周围形成血管丛，进而形成一条中动脉，供应阴道的前后壁，被称为阴道奇动脉。阴道上段由子宫动脉的降支，即宫颈阴道动脉供应，相当于男性的膀胱下动脉。有时，由髂内动脉而来的一些分支被称为阴道小动脉。膀胱下动脉供应阴道中段，阴道下段则由直肠中动脉的降支供应。阴道内动脉的阴蒂背动脉供应阴蒂。阴道的静脉回流是通过一系列静脉丛来完成的。阴道下段的静脉回流到阴蒂背静脉和直肠中静脉丛，部分回流也可以通过阴部内静脉丛流到阴部内静脉，最后进入髂内静脉。阴道上静脉丛注入子宫静脉和宫颈静脉，最后汇入到髂内静脉。

（2）淋巴管：主要汇入到髂内、髂外淋巴结（图4-2）。阴道上部的淋巴管先汇合成子宫淋巴管，再注入到髂内、髂外淋巴结。由阴道中1/3来的淋巴管与阴道淋巴管平行注入髂内淋巴结。有些从阴道下1/3来的淋巴管进入髂前淋巴结和髂总淋巴结，有些则流入浅表的腹股沟淋巴结。

（3）神经：由子宫阴道神经丛支配（图4-3），其中副交感神经（盆内脏神经）来自 L_3～L_4 脊髓节段；交感神经来自上腹下神经丛和骶交感神经干。阴道下段由阴部神经分支支配。阴道固有膜和肌肉内神经纤维对胆碱酯酶高度敏感，可能为胆碱能

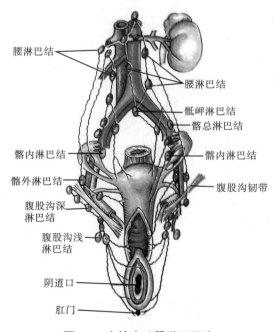

图4-2　女性生殖器淋巴回流

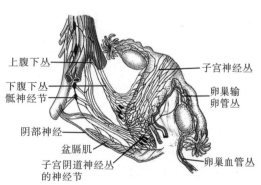

图4-3　子宫阴道神经丛

神经。

　　从胚胎学上讲阴道是由副中肾管（米勒管）和泌尿生殖窦发育而来。在胚胎发育过程中，双侧副中肾管发育并融合形成子宫和部分阴道。而泌尿生殖窦上端细胞增生，形成实质性的窦——阴道球，并进一步增殖形成阴道板，而后阴道板腔化，形成阴道。来自于副中肾管与来自于泌尿生殖窦的阴道部分融合形成完整的阴道。副中肾管的形成和融合过程异常及其他致畸因素均可引起阴道的发育异常。按照阴道异常的临床表型来分，阴道发育异常分为先天性无阴道、阴道部分闭锁、阴道横隔、阴道纵隔及阴道斜隔等，叙述如下。

第二节　处女膜闭锁

　　处女膜是一层环状黏膜组织，像一层屏障，保护阴道、子宫和输卵管，减少体外污染、细菌的入侵，使经血排出体外。正常的处女膜中央有一小孔，称为处女膜孔。

　　处女膜孔的形状、大小和膜的厚薄因人而异。一般处女膜孔位于中央，呈半月形，偶有出现中隔，将处女膜孔分割为左右两半，称中隔处女膜或双孔处女膜。也有膜呈筛状，覆盖于阴道口，称筛状处女膜。如处女膜褶发育过度，呈无孔处女膜，即为处女膜闭锁。发病率为0.014%～0.024%（Herbert，1953），较少见。

一、发病机制

　　胚胎期阴道腔与尿生殖窦之间有一层薄膜即处女膜，位于阴道板腔化的下端，于胚胎7个月后才贯穿并与阴道前庭相通，如因某些原因未贯通则形成处女膜闭锁（图4-4），而内生殖器官往往正常。

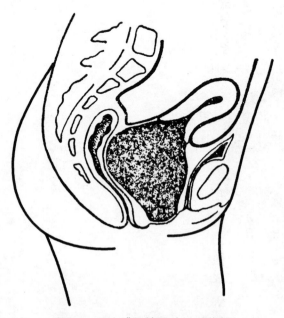

图4-4　处女膜闭锁导致经血潴留

二、临床表现

这种畸形于幼儿期不易被发现，除非阴道黏液分泌物积聚，致使阴道膨胀导致处女膜隆起时才被发现，但无周期性下腹坠痛，此时期应注意阴道闭锁有时与尿道或直肠部位的畸形有关。

本病多于青春期发现，表现为原发性闭经，周期性腹痛，阴道、肛门坠胀（阴道积血）进行性加重。如果积血过多，可致宫腔积血，逆流到输卵管、盆腔引起子宫内膜异位症，或导致伞端粘连或输卵管血肿，患者往往主诉周期性腹痛渐进性加重，伴肛门坠胀、尿频、排尿困难等症状。检查时可看到处女膜突出而膨胀，膜呈紫蓝色，直肠指检扪及压向直肠、紧张度大、有压痛的包块，严重者下腹部可扪及紧张度大又有压痛的包块。超声检查可出现盆腹腔包块（血块）图像。

处女膜孔过小（微孔）通常位于处女膜12：00处的微小开口，与因尿液潴留阴道内而导致反复尿路感染、外阴炎、阴道炎有关，应引起重视。

三、鉴别诊断

1.Ⅰ型阴道闭锁　处女膜闭锁者闭锁部分薄弱，阴道前庭处见包块外突并呈紫蓝色。阴道闭锁者闭锁组织较厚，阴道前庭黏膜表面色泽正常，不向外膨隆。

2.阴道下段横隔　阴道下段横隔较处女膜厚，无外突性蓝紫色包块，可找到发育尚可的处女膜缘，前庭有一定深度的阴道存在。

四、临床处理

本病实施处女膜切开术。对儿童期的阴道积液或青春期的阴道积血，于处女膜膨隆处做"X"字形切开，最好在2：00、4：00、8：00、10：00处，以免造成尿道、直肠损伤。切开后排除积液（或血），剪除多余的处女膜，用3-0可吸收线间断缝合切口边缘；亦可先将膨隆的处女膜刺破，待积液或血排出后，于2：00、6：00、10：00方向扩剪至近阴道壁，沿处女膜环剪去多余部分，间断缝合；若处女膜厚，应先三角形切除小块处女膜组织，排出积血后再切除处女膜缘。上述方法术后阴道口均能容一指松为宜。无特殊情况，术中不必冲洗和探查上生殖道，以免造成感染。

第三节　处女膜坚韧

处女膜在胎儿3～4个月时出现、发育、形成，到青春期时的处女膜形态和厚薄不一，一般青少年的处女膜较小和厚，随着女子身体的发育成熟，处女膜会逐渐变得大而薄，并有相当的韧性。成年女子的处女膜厚1～2mm。

处女膜坚韧又称处女膜强直、处女膜肥厚，由处女膜纤维结缔组织增生所致。由于肥厚缺乏弹性，处女膜环增厚、坚韧导致性交疼痛、性交困难或阴茎不能插入。

一、发病机制

在女性胎儿发育的最后阶段，即形成完整阴道的过程中，阴道开口处的组织由弹性结缔组织（elastic connective tissue）和胶原结缔组织（collagenous connective tissue）共同构成，其上下两面均覆盖有扁平上皮细胞（squamous epithelium）。处女膜的强度、弹性是随年龄增长而变化的。

幼年期，由于卵巢未发育，雌性激素的缺乏会使处女膜变薄，伸展性较差，也相对脆弱。当进入青春期，雌性激素水平的变化会使处女膜渐渐变厚，之后其弹性继续增加。性交不一定会引起处女膜的破裂（视处女膜的形态而定），或者破裂会留下浅的裂痕。正常处女膜覆盖在阴道近外口处，厚1~2mm，中间有一个小孔，称为处女膜孔，直径约为1cm，通常为圆形、椭圆形或锯齿形；有的呈半月形，膜孔偏于一侧；有的为隔形孔，有两个小孔为上下或左右并列；有的有很多分散的小孔，就像筛子。

青春期前，由于卵巢分泌的雌激素少，阴道黏膜薄、皱襞少、酸度低、抵抗力弱，处女膜具有阻拦细菌入侵阴道的作用。青春期以后，随着卵巢的发育，体内雌激素增多，阴道抵抗力加强，处女膜也就失去了作用。

而妊娠时，由于雌性激素水平的再次升高，处女膜再次变厚且有弹性，阴道分娩则会导致处女膜完全撕裂。如果一直没有生育，那么随着更年期的到来，雌性激素水平下降，处女膜会变得非常薄且脆弱。

二、临床表现

处女膜坚韧多在青春期、婚后因性生活不适或性交困难、疼痛或阴茎不能插入而就诊。检查时发现处女膜环狭窄，组织增厚，缺乏弹性，若勉强伸入示指疼痛难忍。如用小指伸入阴道轻柔地压迫处女膜环，坚韧程度无改善即考虑本症。应注意与因精神过度紧张、阴道缩肌痉挛导致的性交失败加以区别。暴力性交往往导致较严重的处女膜撕裂出血，应给予防止。

三、临床处理

本病的治疗应施行处女膜环扩张、切开或切除术。扩张适用于处女膜轻度肥厚和坚韧者，用直肠扩张器，由细至粗，每种型号留置10min，直至可容两指松而能性交为止。少数患者处女膜组织坚韧，扩张困难，需要做处女膜切开，割断坚韧组织，这种手术宜在发育成熟后进行。具体方法：在局部麻醉下行放射状切开至处女膜环根部，并沿环根部切除膜瓣，创口用3-0可吸收线间断缝合。伤口愈合后首次性交时，阴道口宜用1%利多卡因软膏或润滑剂，使性交成功。

第四节 阴道横隔

一、发病机制

阴道横隔少见，首次由Delannay于1877年所描述，发生率为1/70 000~5/70 000，系胚胎期由泌尿生殖窦——阴道球向头端增生增长演变而成的阴道板，自下而上腔道化时受阻，未贯通或未完全腔化所致。常发生于阴道中、上部（分别为46%和40%），下部少见（14%）。横隔厚度为1~1.5cm的膜样组织，其组织结构为隔的上下面为鳞状上皮，中间为结缔组织、胶原纤维、血管及神经组织，偶可混有中肾样组织成分。

二、临床表现

阴道横隔分为完全性阴道横隔与不完全性阴道横隔两种，又可因横隔部位的高低不同而临床表现亦有所不同。

1.完全性阴道横隔　无论位于何段，均因月经初潮后经血被潴留于横隔上方而表现为原发性闭经，伴周期性下腹痛等症状，由于经血潴留，随着子宫增大，产生腹部不适、下腹胀痛、包块而就医，如不能及时就诊，潴留之经血逆流经输卵管至腹腔。

2.不完全性阴道横隔　常见，横隔中央或侧方有1～2个小孔，故不影响经血外流，如果横隔的位置较高，患者多无症状，经血可自小孔排出，这种异常情况常不易发觉。当经血排出不畅，潴留于横隔上时，易继发感染而发生阴道排脓，或经血逆流产生子宫内膜异位而出现继发性痛经。有的患者还可因性交困难、不孕就医。

阴道横隔是否出现临床症状，首先取决于横隔上有无小孔，其次是位置的高低。厚度也有差别，有的阴道横隔很薄，似纸样，有的则较厚（1～1.5cm）。不完全性阴道横隔多数在横隔中央有一小孔，有时只能通过细探针，若孔较大经血可外流则无症状发生，直到婚后因性交困难或分娩时胎头受阻才发现。若横隔无孔，一旦初潮后经血潴留就会出现症状。检查时发现阴道横隔，首先要注意隔上（常在中央部位）有无小孔，有孔隙者可用探针插入孔内，探查小孔上方阴道的宽度及深度以明确诊断（图4-5）。

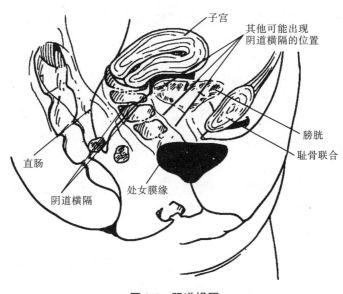

图4-5　阴道横隔

三、诊断

（一）症状

依据横隔的类型、部位及治疗时间的早晚而有不同的症状。阴道横隔无孔者可出现周期性下腹痛而无月经初潮，孔小者可出现经血排流不畅的症状，横隔位于阴道中下段者可致性生活不满意，部分患者可无临床症状。

（二）体征

检查时首先观察横隔所在部位，位置低者少见，其次观察横隔上（常在中央部位）有无小孔。有孔者可用宫腔探针插入孔内，探查小孔上方阴道腔的宽度及深度；横隔上小孔略大时，可将宫腔镜探入孔内进行检查，可以看到陈旧积血、阴道壁黏膜及宫颈；无孔者可用粗针穿刺，注意抽出积血时穿入的深度，以估计隔膜厚度，再用探针由穿刺孔插入、扩张，了解隔膜上方阴道腔的宽度及深度，以明确诊断。

（三）辅助检查

超声图像为隔上低回声包块。

四、鉴别诊断

本病应与处女膜闭锁相鉴别，不完全横隔时，横隔上小孔及宫腔镜检查可以判断为阴道横隔。完全横隔时，虽症状与处女膜闭锁大同小异，但处女膜闭锁部位固定于阴道口，且大多数处女膜中央部位较薄；而阴道横隔常位于阴道上1/3，且质地较厚。

五、临床处理

如有经血潴留，影响性生活，影响受孕，分娩时影响胎先露下降者应根据情况及时手术。

1. **完全性阴道横隔**　应先探查清楚横隔与宫颈间的位置关系和距离，以长针头刺入隔中央部，抽吸出潴留的经血则证实进入隔后阴道腔，用长柄尖刀，自穿刺针头引导方向切开横隔约1cm，排出积血，扩大切口，在距阴道壁基底0.5cm处环形剪除多余隔膜；或以小孔为据点，向周围做"X"形切开直到阴道壁。隔膜薄时可环形切除隔膜多余组织，将切口的两层黏膜与基底稍做游离，纵行缝合，使缝合缘呈锯齿状，不在一个平面，防止日后出现环形狭窄。如隔膜厚，应先在外层黏膜面做"Z"形切口，深度以横隔厚度的1/2为宜，分离黏膜瓣，然后将内层做"+"形切开，将向外的黏膜瓣互相交错镶嵌缝合，愈后不致因瘢痕挛缩而再狭窄。以2-0可吸收线间断缝合创缘出血点，置凡士林纱布于阴道创面处，横隔位置高、膜厚缝合困难时，切开后也可短期放置阴道模型或植入羊膜，以免再度粘连，或在止血基础上放置阴道模型，术后24～48h后取出。围术期防治感染。

2. **不完全性阴道横隔**　原则上做放射状切开整形术，先从侧壁切开，在切开前壁时应以导管插入尿道作引导；切开后壁时应以直肠指检作引导以防损伤邻近脏器。余同处女膜闭锁处理。如孕期发现阴道横隔，一般暂不处理，以免引起感染、流产、早产或术后瘢痕挛缩，待临产时，如隔膜较薄阻碍胎先露下降时，可行"X"形切开，待胎儿娩出后，再将多余隔膜剪除，将出血处间断缝合，如果分娩时发现隔膜高、较厚，估计切开后仍可致分娩困难，应选择剖宫产结束分娩。等产妇恢复后再行处理。如果非孕期已经手术者，产前应详细检查阴道有无瘢痕挛缩，如无挛缩且阴道弹性好，可行阴式分娩。

第五节 阴道纵隔

阴道纵隔（vaginal septum）一般附着在阴道前后壁正中线（极少数偏一侧），纵向走行，可分为部分性阴道纵隔及完全性阴道纵隔。前者中隔仅部分形成，位置各异。后者至宫颈部起始，一直伸展至阴道外口，将阴道均分为二，形成双阴道，常合并双宫颈、双子宫（图4-6）。

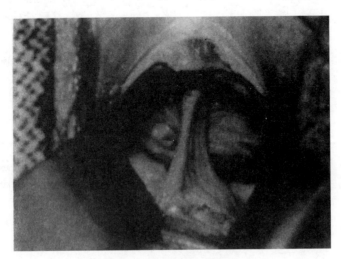

图4-6　完全性阴道纵隔

一、发病机制

阴道纵隔为双侧中肾旁管融合后，因某种原因的影响，其中隔未消失或未完全消失所致，尾端可分为部分性纵隔和完全性纵隔。阴道纵隔几乎都与完全双子宫及双宫颈有关，通常都是贯穿整个阴道长轴的完全纵隔，下端有两个阴道开口。

二、临床表现

阴道纵隔一般无症状，直至婚后因性交困难就诊时发现。有的迟至分娩，因滞产时才明确诊断，倘若合并宫颈及子宫畸形则可能成为不孕因素。若受孕后，孕期出现的产科并发症与正常妊娠相同。阴道纵隔与妊娠结局无关。

双子宫、纵隔子宫常伴有阴道纵隔，双角子宫同时有阴道纵隔者较少见，但均有流产率、早产率高及活婴率低。双子宫妊娠结局较好，双角子宫次之，纵隔子宫妊娠结局最差。

阴道纵隔是否发生产道梗阻，因纵隔的形态而异，双子宫75%合并有阴道纵隔，阴道完全纵隔位于双宫颈之间。妊娠子宫、阴道为一稍窄而基本正常的产道，无产科因素能阴道分娩。不全阴道纵隔位于阴道上方，不发生产道梗阻。纵隔位于中下段，由于胎先露部压迫变薄，分娩时先露部前方可见一纤维带自行断裂。较厚时，有第二产程延长，先露下降受阻。<5%双角子宫合并阴道纵隔，有交通的双角子宫与纵隔子宫合并阴道纵隔，可能会发生产程延长及先露下降受阻。阴道纵隔合并交通的双子宫妊娠者罕见，特别注意防止妊娠期发生意外的严重后果。

三、临床处理

1.期待治疗　对无症状、性生活满意的患者无须处理，观察随访。

2.手术治疗

（1）有症状者行纵隔切除，可吸收线间断缝合。孕早期发现阴道纵隔不予处理；分娩期有梗阻时切开纵隔，胎儿娩出后，如无出血不必处理或切除残余纵隔，用可吸收线缝合。

（2）若已临产阻碍胎先露下降者，可沿隔的中线切断，分娩后稍加修整。

第六节　阴道斜隔综合征

阴道斜隔既不同于阴道纵隔，也不同于阴道横隔，阴道斜隔表现为隔的两面均覆盖阴道上皮的膜状组织，起源于两个宫颈之间，斜行附着于一侧的阴道壁，形成一个盲腔把该侧的宫颈遮蔽在内，隔的后方与宫颈之间有一个腔为"隔后腔"。斜隔的同一侧往往合并肾脏及输尿管的缺如。

1922年Hadem和Purslow各报道了1例阴道斜隔，1985年我国卞美璐首次报道，将其命名为先天性阴道斜隔（congenital oblique vaginal septum），并分为三类。国际上将其称为Herlyn-Werner-Wunderlich syndrome，缩写HWWS。发生率占生殖道畸形的3.53%。

一、发病机制

确切机制尚不明了。根据Gruenwald理论，米勒管和中肾管同源于泌尿生殖嵴，米勒管依赖于中肾管发育，一侧中肾管发育不全时会影响同侧米勒管发育。斜隔可能是米勒管向下延伸未达到尿生殖窦，不能形成通畅的阴道而成为盲腔。同侧中肾管发育不全也会导致肾的缺如。鉴于上述，斜隔是指双子宫、双宫颈、双阴道和一侧完全或不完全闭锁的畸形。从组织学上讲，阴道斜隔上下两面均覆盖阴道上皮。

二、临床表现

（一）分型

依据协和医院报道分为三型（图4-7）。

1.Ⅰ型（无孔型斜隔）　斜隔后的子宫与外界及对侧子宫完全隔离，隔后腔积血。

2.Ⅱ型（有孔型斜隔）　斜隔上有数毫米小孔，隔后子宫与对侧隔绝，经血经小孔滴出，引流不畅。

3.Ⅲ型（无孔斜隔合并宫颈瘘管型）　两侧宫颈之间或隔后腔与对侧宫颈之间有一小瘘管，也有隔一侧子宫经血可通过另一侧宫颈排出，引流也不通畅。

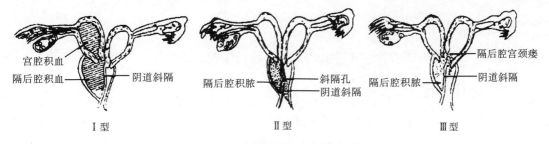

图4-7 阴道斜隔综合征的分型

以上三型以Ⅱ型较常见，约占50%。

（二）症状

症状轻重取决于隔后腔积血的程度，三型均有痛经，但周期正常。从初潮至主要临床症状出现平均时间为1.7年，Ⅰ型患者平均年龄小，因痛经重，一侧下腹痛明显，发病时间距月经初潮短，就诊早。妇科检查时，阴道穹一侧或阴道壁触及较硬的肿块，子宫可增大。Ⅱ型、Ⅲ型患者主要以痛经、不规则阴道出血或阴道有脓性分泌物为主诉。部分患者因病情隐匿，仅表现为经期延长。发病年龄、发病时间距初潮、就诊时间均较晚。妇科检查时，阴道穹一侧或阴道壁可触及张力较小的囊性肿块，压迫时有少量陈旧血或脓性分泌物排出。该病往往合并双子宫、双角子宫或纵隔子宫及同侧泌尿道发育异常。以上三型，如果延误诊断可继发盆腔子宫内膜异位症、盆腔感染、盆腔粘连、输卵管和阴道积脓等。

（三）辅助检查

1.超声检查 ①阴道线在正常侧，回声强而清晰，斜隔侧回声弱而模糊，差异明显。②斜隔侧宫颈处于液性暗区中，多呈球形，内含密集点状回声（Ⅰ型）；若暗区较小，则见点状回声，隔后腔壁增厚、粗糙（多为Ⅱ型及Ⅲ型）。③盆腔直接探及双子宫、双宫颈，宫体大小基本一致，而斜隔侧宫颈常显短小或欠清晰。④斜隔侧多未探及肾脏图像，少数对侧肾脏呈代偿性增大。⑤隔后腔见液性暗区并伴有宫腔或输卵管积血，也可见盆腔低回声包块。

2. MRI检查 能精确显示泌尿生殖系统各层面的解剖结构，对超声检查难以确诊者有一定诊断价值。

3. 子宫输卵管造影（HSG） Ⅰ型：单角子宫显影；Ⅱ型：经斜隔小孔打入显影剂后，隔后腔显影；Ⅲ型：同侧子宫显影，显影剂经宫颈管，使对侧子宫和隔腔显影。

4.宫腔镜检查 Ⅰ型可见单宫颈、单角子宫宫腔，Ⅱ型可通过斜隔孔进入隔后腔，发现另一侧的宫颈和单角子宫宫腔。对Ⅲ型的诊断无帮助。

5.腹腔镜、泌尿系统造影检查 均可协助诊断。

三、诊断

流脓的阴道壁囊肿和Ⅱ型斜隔局部症状相同，通过B超检查可以鉴别。嵌顿在盆腔底部的卵巢肿物与斜隔引起的隔后腔包块均可造成阴道移位变形，但前者与阴道壁不相连，后者与阴道壁连成一体。

四、鉴别诊断

本病主要与阴道壁囊肿穿孔感染及盆腔肿物相鉴别。

五、临床处理

治疗目的是保留生育功能，解除梗阻症状，决不能因"盆腔包块"而施剖腹手术。经阴道实施斜隔切除是唯一有效的方法。手术要点：由隔的囊壁小孔或包块最突部穿刺定位，顺着针头纵行切开斜隔膜，顶端至宫颈上1cm，末端至斜隔附着处，经充分引流后做菱形切除，电凝止血、间断缝合，碘仿纱条压迫24～72h。一般不必置阴道模型。较薄的斜隔可以行宫腔镜电切术。

六、并发症

1.盆腔感染　常见于Ⅱ型、Ⅲ型患者，因隔后腔内长期积脓，当抵抗力下降时会引起急性炎症、盆腔脓肿。

2.子宫内膜异位症　多见于Ⅰ型患者，因经血逆流引起子宫内膜异位症。

七、预后

手术矫治能明显改善生育能力，北京协和医院报道79例斜隔患者手术后，在33例有妊娠意愿者中，28例成功妊娠52次，其中斜隔侧子宫妊娠19次（37%），非斜隔侧子宫妊娠33例次（64%），两侧子宫均妊娠8例。因此，对术后生育力的评价是乐观的。

第七节　中肾管残留

一、发病机制

哺乳动物在胚胎早期，雌、雄两性都发生两套原始生殖管道，一对中肾管（mesonephric duct）和一对米勒管（Müllerian duct），规范词称中肾旁管（paramesonephric duct）。在雄性，中肾管演变为雄性生殖管道，米勒管退化；在雌性，中肾管退化，米勒管演变为雌性生殖管道。

1.男性生殖管道的发生和分化　如果性腺分化为睾丸，中肾管发育，米勒管退化。生殖管道的发生、分化与睾丸产生的激素密切相关。睾丸的间质细胞分泌雄激素促进中肾管发育，支持细胞产生抗米勒管激素，抑制米勒管的发育，使其逐渐退化。中肾小管大多退化，仅与睾丸相邻的中肾小管分化为附睾的输出小管，中肾管则分化为附睾管、输精管和射精管。

2.女性生殖管道的发生和分化　如果性腺分化为卵巢，米勒管发育，中肾管退化。因无雄激素与抗米勒管激素的作用，故中肾管退化，米勒管发育。米勒管上段和中段演变成输卵管，左右米勒管的下段在中线合并形成子宫。残留的中肾管与中肾小管形成卵巢冠及卵巢旁体等结构。

在女性生殖系统分化发育过程中，中肾管系统虽然停止发育，萎缩退化，但是中肾管系统并非完全退化消失，女性输尿管、膀胱三角及相邻的尿道系统均是由中肾管系统衍化而来。而中肾管系统在成年女性的子宫阔韧带内、宫颈旁侧、阴道旁侧等部位成为残迹，少数情况下中肾管残迹有可能发展形成中肾管囊肿（加氏管囊肿）。中肾管囊肿主要是由于胚胎时期中肾管系统退化不完全，残留的中肾管组织可能会因为某些因素如上皮生长、管道阻塞、分泌物潴留等从而导致管腔扩张形成囊肿。

二、临床表现

中肾管系统走行于输卵管系膜中，并穿过子宫内侧壁、宫颈侧壁，再到阴道前侧壁，止于阴道口，因此上述部位均可发生中肾管囊肿。但中肾管囊肿一般多见于输卵管、阔韧带、阴道壁、大阴唇等部位，少数情况可能发生于腹膜后等部位。发生于阴道段的囊肿常位于阴道前外侧壁向阴道腔膨出，发生于外阴部的中肾管囊肿相对少见。中肾管结构来源的囊肿大小不一，一般大小为2～3cm，亦可多发，呈长条形结节状，直径很少超过10cm，囊肿多为单发，囊壁较薄，囊内液体清亮透明但可以因出血而呈浅褐色。一般无特殊症状，患者往往无明显不适，多是体格检查或影像学检查无意中发现，部分患者囊肿生长的部位特殊，可能会产生相应的症状或者因为囊肿体积增大时导致局部压迫症状。

位于外阴阴道的中肾管囊肿亦称为Gartner囊肿，Gartner囊肿有时与泌尿生殖系统畸形并存。位于阴道壁的较大囊肿可引起患者阴道分泌物增多、阴道灼热感、出血或性交疼痛等症状，从而影响性生活。妊娠后囊肿可能会阻碍阴道分娩，亦有因囊肿延伸至膀胱阴道间隙或膀胱宫颈间而产生膀胱刺激症状，甚至排尿困难。

盆腔内巨大中肾管囊肿可能会发生扭转导致急腹痛症状。极少数位于后腹膜巨大囊肿导致患者出现腹痛症状及相应的压迫症状。当巨大囊肿压迫下肢神经干或神经根时可引起患者臀腿痛。囊肿增大引起毗邻器官的压迫和移位时，随部位不同，也可产生相应的症状。如囊肿出现内出血、坏死等情况时，包块体积会突然迅速增大，并出现剧烈疼痛，伴有低热。

综上所述，鉴于米勒管囊肿、中肾管囊肿和黏液性囊肿的大体形态与临床都表现相似且难以区别，真正起源并不具有真正的临床意义。通常，中肾管囊肿位于卵巢冠纵管走行的沿线，中肾旁管囊肿发生在阴道壁的任何部位，泌尿生殖窦上皮来源的囊肿则发生在前庭区域。大多数胚胎型阴道囊肿，尤其是中肾管起源的阴道囊肿，通常都出现在阴道的前侧壁，应给予重视（图4-8～图4-10）。

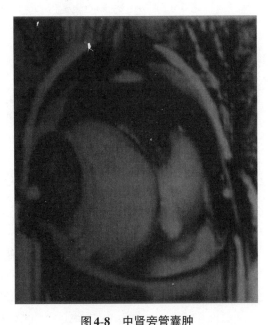

图4-8 中肾旁管囊肿

体格检查中发现的自阴道右侧壁向阴道内膨出的中肾旁管囊肿，患者没有症状

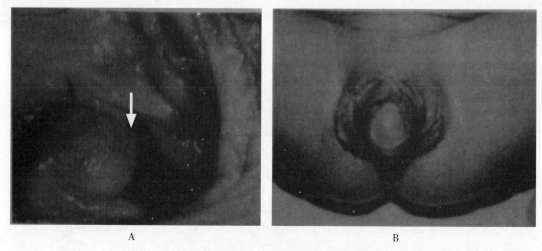

图 4-9　泌尿生殖窦起源的黏液囊肿
A.囊肿位于处女膜环（箭头所指）；B.囊肿发生于新生儿的处女膜部位

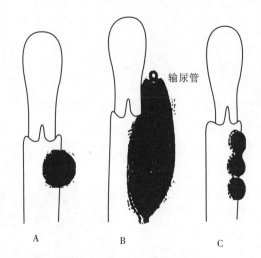

图 4-10　几种发育性阴道型囊肿
A.小圆形；B.棒状；C.串珠状

三、诊断

　　阴道前外侧壁查见小的单纯性囊肿，壁薄，诊断常无困难。如囊肿较大，突出于阴道口应与膀胱膨出相鉴别。若排尿后不见缩小，或用金属导尿管插入后同时用手指触摸阴道前壁，感觉导尿管与手指之间有囊肿相隔。位于前阴道壁下段的囊肿，以探针插入尿道配合手指检查，可排除尿道憩室或尿道旁腺脓肿。后者当用手指向前压迫时，膨出的球面缩小或消失并有尿液或脓液自尿道口流出。

　　超声检查：显示囊肿内部回声情况，探测囊肿囊壁的厚度，可确定囊肿是否合并感染或出血。对于发生于后腹膜巨大中肾管囊肿，其体积往往较大，且多为孤立性的囊性包块，病变较为局限，但多与周围组织粘连，应行CT检查。当盆腹腔巨大中肾管囊肿压迫周围组织器官时，可以采用不同的方法协助判断包块部位、范围及与毗邻器官的相互关系，如胃肠钡剂或钡灌肠检查有助于确定包块与胃肠道的关系，主要征象是胃、肠移位或受压。为了解囊肿包块是包绕还是推移肾脏、输尿管，常需做静脉肾盂造影，必要时做逆行尿路造影甚至留置输尿管导管，以便术中辨认输尿管。

四、鉴别诊断

由于该类疾病缺乏特征性的临床症状与体征，因此易与相应部位的其他囊肿性疾病混淆。鉴于此，当患者阴道、宫颈或附件区出现无回声时，除了考虑为子宫颈腺囊肿、子宫内膜异位囊肿、肌瘤囊性变或单纯性囊肿外，还应考虑有中肾管囊肿的可能。

五、临床处理

一般囊肿小，无症状，不需治疗。如生长较大、合并感染及出现症状者，应手术剥除。操作多无困难，但应注意避免损伤尿道或膀胱。切除位于阴道穹侧部的囊肿，要防止损伤输尿管。如囊肿大、位于阴道穹深部，剥除有困难时，可行囊肿切开后剥除囊壁，或切除部分囊壁后，将囊壁边缘与阴道黏膜切缘用可吸收线缝合造口，开放囊腔。亦有学者主张以刮匙搔刮残留的囊壁后，用纱布条填塞阴道，压迫残留囊腔，使之粘连闭合。

妊娠期发现阴道囊肿者，暂不给予处理。必要时临产后在严格消毒下刺破囊肿，以利胎儿娩出。产后适当时间，再行手术切除。

第八节 阴道闭锁

阴道闭锁表现为阴道前庭无阴道开口，可分为先天性阴道闭锁和不完全阴道闭锁两类，但有子宫发育，内膜有功能，伴或不伴宫颈发育异常（图4-11）。

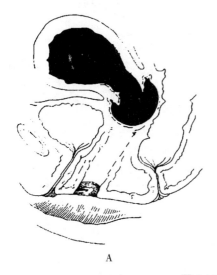
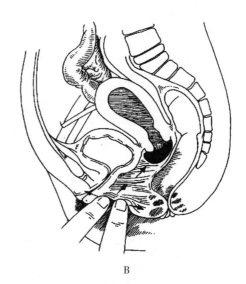

A   B

图4-11　阴道中、下段闭锁

A.中段闭锁；B.下段闭锁

阴道完全闭锁多因先天性发育畸形所致。而后天因素如产伤、腐蚀药、手术或感染形成的瘢痕挛缩狭窄也会导致阴道闭锁。

一、发病机制

阴道的发育：人类卵子在受精37天后，体腔上皮背侧在中肾管外侧卷折为米勒管，一对米勒管跨过中肾管的腹侧继续向下向中间生长，最后融合为尿生殖膈，两侧米勒管之间的隔逐渐消失，形成子宫阴道腔。阴道从子宫阴道腔的尾端发育而来，与泌尿生殖窦的连接点是米勒结节。融合的米勒管尾端细胞分化形成阴道索。阴道索逐渐延长，与两侧的来自泌尿生殖窦后面的内胚组织的外翻部位（阴道窦球）相汇合，阴道窦球向头部延伸，与阴道索的尾部融合，并同时分裂增殖，形成一实质圆柱状体，称为阴道板，阴道板由上向下穿通形成阴道腔，随后阴道索贯通并为来自泌尿生殖窦的上皮覆盖。也有学者认为阴道管腔上 1/3 ~ 4/5 部分的上皮由阴道子宫始基形成，而下 1/5 ~ 2/3 部分的上皮由阴道窦球分化而来。米勒结节在阴道的位点决定米勒管和泌尿生殖窦在阴道形成中所占的比例，大多数阴道的上 1/3 来自米勒管，下 2/3 由泌尿生殖窦的阴道板发育而来，极少数有变异。

在上述发育过程中，由于受到内外环境的影响，尿生殖窦不发育，部分米勒管发育异常可形成阴道闭锁。如果双侧米勒管融合后出现发育障碍，子宫尚可发育。

二、临床表现

（一）分型

先天性阴道闭锁分为四型。

1. Ⅰ型（阴道下段闭锁型） 指阴道下段或中下段闭锁，其以上阴道及子宫发育正常。

2. Ⅱ型（阴道完全闭锁型） 指阴道完全闭锁，合并子宫畸形。

3. Ⅲ型（阴道上段闭锁型） 指阴道上段或中上段闭锁，合并子宫畸形。

4. Ⅳ型（阴道顶端闭锁型） 指阴道顶端闭锁，合并子宫畸形。

（二）症状

1. 原发性闭经 患者因自幼发育正常，青春期无月经来潮就诊。性交困难是患者就诊的次要症状。

2. 痛经 月经来潮时经血潴留宫腔或部分阴道内导致周期性腹痛，严重者经血经输卵管逆流至腹腔，可形成盆腔子宫内膜异位症而加重痛经。

（三）体征

外阴外观正常，阴道前庭处无阴道开口，但闭锁处黏膜表面色泽正常，亦不向外膨隆。盆腔内诊：直肠指检时部分患者可能存在向直肠凸出的阴道积血包块，其位置较处女膜闭锁为高。

三、诊断

通过询问病史、体格检查、辅助诊断（超声检查），诊断多无困难。

四、鉴别诊断

Ⅰ型阴道闭锁应与处女膜闭锁相鉴别：前者闭锁组织较厚，阴道前庭黏膜表面色泽正常，不向外膨隆。后者闭锁者闭锁部分薄弱，阴道前庭处见包块外突并呈紫蓝色。另外，还需与Ⅰ型宫颈闭锁相鉴别：Ⅰ型阴道闭锁者，术前超声见子宫体腔线与宫颈管线存在，积血包绕宫颈向下为一囊腔，因阴道上段积血的挤压，闭锁段阴道多数手术较容易打通，阴道上段腔壁有横行皱襞，顶端可探及突出的宫颈，活检腔壁为复层扁平上皮，在潴留的月经血排出后该囊腔不会迅速缩小；Ⅰ型宫颈闭锁者，术前超声子宫体、颈间有一狭角在子宫体腔与其下的积血囊腔间形成明显的分界，整体图形如"带把手的炒锅"为其特征，术中探查其子宫体下积血包块。

Ⅲ型阴道闭锁应与高、中位阴道横隔相鉴别：前者合并宫颈闭锁，阴道闭锁段以上无月经血潴留，术前超声检查宫颈下与闭锁段阴道之间无低回声区域，阴道盲端与闭锁的宫颈末端间有高回声组织段相隔；后者术前超声示子宫正常，环绕部分宫颈向下为低回声腔隙，阴道横隔将阴道分为上下两部分，手术打开阴道横隔较容易，隔后腔壁有横行皱襞，活检为复层扁平上皮，隔后腔顶端可探及光滑突出的宫颈。

Ⅳ型阴道闭锁者应与Ⅰ型宫颈闭锁合并子宫畸形和先天性Ⅰ型阴道斜隔相鉴别：Ⅰ型宫颈闭锁合并子宫畸形者术前超声示子宫体下囊性包块壁较厚，囊块下部盲端造口排出积血后囊腔迅速缩小，囊腔内壁为特征性的薄毯状，无横行皱襞，内壁活检为子宫峡部黏膜组织；先天性Ⅰ型阴道斜隔患者术前超声示双子宫，阴道斜隔侧环绕部分宫颈向下有一囊腔，囊壁较薄并有横形皱襞，顶端可探及光滑突出的宫颈，活检隔后囊腔壁也为复层扁平上皮。

五、临床处理

一经诊断，应尽早手术，目的是解除梗阻，缓解症状，恢复月经，保留生育功能。

Ⅰ型：阴道下段切开。术前应在超声下穿刺抽出积血，沿穿刺方向切开闭锁的阴道下段。创面大，不易缝合，需用生物材料作支架并放置阴道模型；创面小，可缝合前庭黏膜与阴道上段黏膜。手术效果好，可以正常妊娠。北京协和医院报道6例均行阴道闭锁切开，阴道置模。现随访1～168个月，月经正常，4例阴道狭窄，1例行足月剖宫产。

Ⅱ型：手术较复杂，关键为是否保留子宫问题。多数学者主张，对发育差的子宫，不必保留应切除，婚前人工阴道成型。子宫发育好，要保留子宫，应施阴道子宫接通术，可分一、二期完成。术后给予高效孕激素抑制子宫内膜。有报道称，1/3患者因手术再次闭锁而施行子宫切除。对有功能性子宫的无阴道患者，可取一段肠管包裹缝合于宫颈外侧，形成阴道穹和阴道。河北医科大学第二医院2012年施行乙状结肠间置宫颈吻合阴道成形术1例，经随访月经正常，效果满意。

术后易发生阴道狭窄，宫颈发育不良，长期效果不尽如人意。个别患者可施行IVF-ET。

如不完全闭锁仅有轻度环形或半环形狭窄，临产后先露部对环状瘢痕有持续扩张作用，常能克服此种障碍，从而完成分娩。若闭锁位置低，可根据情况做单侧或双侧预防性会阴侧切，以防严重的会阴裂伤。瘢痕广、部位高者不宜经阴道分娩，以剖宫产为妥。

第九节　先天性无阴道

先天性无阴道（agenesis hypoplasia of vagina）系胚胎在发育期间受到内在或外界因素影响，亦可能由于基因突变（可能有家族史）引起米勒管发育异常或融合障碍所致。患者外阴发育正常，阴道缺失，90%以上子宫缺如或仅有始基子宫，30%～40%合并泌尿道畸形，12%～50%合并骨骼异常。极少数有功能性子宫，仅占6%～9%。若双侧输卵管、卵巢发育正常，能保持正常女性第二性征，称为Mayer-Rokitanskyl-Kuster-Hauser综合征（简称MRKH），其发生率为1/5000～1/4000。天津市中心妇产科医院于1986～1996年11年中收治先天性无阴道患者109例，占同期妇科住院患者的0.59%，深圳市罗湖医院于2001～2007年7年中收治先天性无阴道患者159例，占同期妇科住院患者的0.72%。河北医科大学第二医院于1990～2015年收治患者1284例，占同期妇科住院患者的2.58%。

一、临床表现

（一）症状

1.原发性闭经　患者自幼发育正常，青春期无月经来潮。无月经来潮是患者就诊的主要症状。

2.性交困难　是患者就诊的次要症状。常发生在山区或农村等性知识不普及或未行婚前检查的患者，因婚后性交困难就诊。

3.痛经　极少数有功能性子宫的患者，月经来潮时经血潴留宫腔导致周期性腹痛，严重者经血经输卵管逆流至腹腔，可形成盆腔子宫内膜异位症而加重痛经。

（二）体征

1.外阴　外观正常，阴道前庭处有时可见处女膜或浅凹（前庭凹陷）。

2.盆腔内诊　大多数患者有始基子宫，位于双侧输卵管的起始端。两始基子宫之间有纤维组织相连并与浆膜延续。少数两者融合，在中线部位形成单一结节。输卵管及卵巢发育正常。

3.其他脏器畸形　常见泌尿系统发育异常，如一侧肾脏缺如或异位肾等。脊柱畸形少见，包括骶骨第一节腰椎化、脊柱裂、骶椎隐性裂、椎体融合等。一般女性第二性征发育正常，两性畸形或染色体异常者可因具体情况出现特殊表现。

二、临床分型

目前尚无确切分型。有学者根据多年病例积累，建议以下分型：

1型：双侧输卵管的起始端分别有始基子宫，两始基子宫之间有纤维组织相连并与浆膜延续。

2型：盆腔中线部位有单一子宫结节，超声显示无子宫内膜存在，是无功能子宫。

3型：盆腔中线部位有单一子宫结节，超声显示有子宫内膜存在，是功能子宫。

三、临床诊断

1. **病史** 主要是原发性闭经及性交困难表现。
2. **体征** 阴道前庭仅见浅凹而未见穴道。体格检查仅触及小子宫或未触及子宫。
3. **辅助检查** 超声检查提示无阴道及始基子宫。

四、鉴别诊断

根据病史、体征及辅助检查，可明确诊断，容易与处女膜闭锁、阴道横隔相鉴别。

五、临床处理

本病的临床处理主要是重建阴道。

（一）非手术治疗

模型顶压法：使用特制模具，于前庭凹陷处向内顶压形成穴腔。其适用于前庭凹陷较深、黏膜弹性较好的患者。此法治疗时间长，形成的穴腔短，但性生活不够满意。

（二）手术治疗

1. **Vechitti阴道成形术** 手术步骤：①会阴手术，于尿道直肠隔打水垫，以左手示指入肛门指示，腹腔镜或开腹以特殊钩针经前庭、尿道直肠隔、膀胱直肠隔穿入盆腔，勾住盆底修复线（3根编制在一起）中部，双线勾出前庭黏膜外，剪断，固定特制阴道模具。②腹部手术，特殊钩针由内环口对应皮肤区域穿刺，于腹膜外沿腹股沟管潜行，勾住线的一端，牵拉至皮肤外，对侧同法。调整缝线令模具进入盆腔约4cm，前庭形成人工穴道。定期紧缩缝线向内牵拉模具形成穴腔（图4-12）。

2. **人工阴道成形术** 根据覆盖物的不同，分为以下6种：

（1）自身皮瓣代阴道成形术：河北医科大学第二医院从20世纪60年代初开始施术，总结54例，经随访效果较满意。术时用取皮机于患者大腿内侧取长方形（10cm×8cm）中厚皮片（厚度3mm），缝成桶状套在模型外植入穴腔。缺点是皮肤干

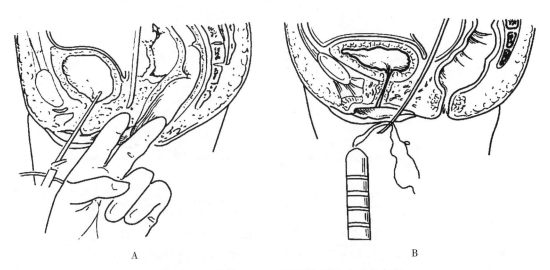

A　　　　　　　　　　　　　　　　　　B

图4-12 开腹的Vechitti法阴道成形术手术步骤

涩，性生活润滑度较差，阴道长度挛缩变短10%～15%。

（2）羊膜代阴道成形术：河北医科大学第二医院自20世纪70—80年代施术11例，经随访效果较满意。采用新鲜羊膜为暂时性生物膜覆盖穴腔创面，可预防创面感染并成为临时性纤维支架，阴道前庭黏膜顺着支架向穴腔内生长，3～6个月后，羊膜脱落即形成新阴道。缺点是容易感染。

（3）胎儿皮代阴道成形术：河北医科大学第二医院妇产科自20世纪70年代后共施术6例，经随访效果较满意。采用孕5个月以内引产胎儿的背部皮肤作为穴腔覆盖物。因为此时胎儿尚未产生免疫原性，故无排异反应，与穴腔创面生长良好。

（4）腹膜代阴道成形术：开腹或腹腔镜下游离盆腔壁腹膜，人造穴腔与腹腔贯通，壁腹膜向下牵拉衬于穴腔内，缝合盆腔底部切开的腹膜创面以关闭盆腔。优点是穴腔表面光滑，但需严密覆盖穴腔以免有肉芽生长（图4-13～图4-18）。

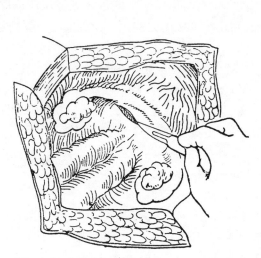

图4-13　腹膜代阴道成形术，盆底腹膜切口

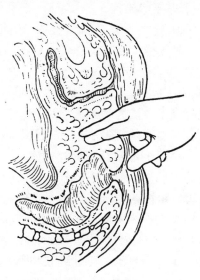

图4-14　膀胱直肠间隙洞穴形成，手指钝性分离

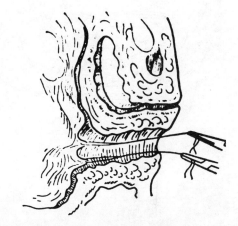

图4-15　将游离的盆腔腹膜反转向内，代为新阴道壁

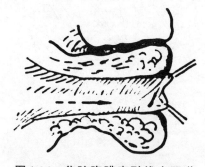

图4-16　盆腔腹膜牵引线由阴道穴腔牵出

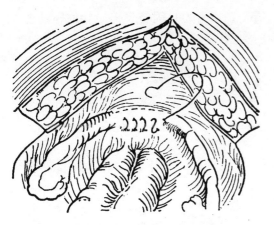
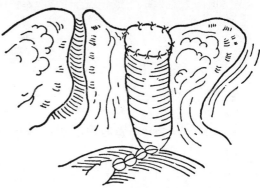

图4-17　关闭盆腔腹膜，形成阴道顶端　　　　图4-18　缝合腹膜外缘与阴道口黏膜

（5）乙状结肠代阴道成形术：①腹腔镜监视下自阴道前庭部下方黏膜切开，分离尿道直肠间隙，形成穴腔。②置入多通道穿刺器，超声刀松解乙状结肠和降结肠的系膜与韧带，游离乙状结肠。选取远端结肠，打开肠系膜血管至肠管浆膜面，沿远端向上选取肠系膜血管弓，在其上方约10cm位置夹断Ⅱ级血管弓，观察各处肠管血运，并充分分离肠系膜。放入60mm/3.5mm线型闭合切割器，封闭和离断乙状结肠远端及头端。③去除阴穴多通道穿刺器，将头端乙状结肠牵出腹壁外，用可吸收线缝置荷包。④置入32mm腔内圆形吻合器钉钻头固定。将肠管与钉钻头送入腹腔，重新置多通道穿刺器建立气腹。经肛门插入管型吻合器，直至乙状结肠、直肠断端，穿透此处的肠管，于降结肠的钉钻头对合，使两断端肠系膜对应，闭合吻合器，自肛门取出。检查吻合器切下的两块肠组织完整。⑤去除阴穴多通道穿刺器，将预留的带血管蒂的乙状结肠沿腔道拖出，自会阴切开乙状结肠拖出端，用可吸收线间断缝合乙状结肠开口与"阴道"外口浅凹处黏膜，间断缝合外阴黏膜与皮肤，行外阴成形术。放置阴道软模型并固定。⑥腹腔镜探查结肠吻合口无张力，颜色正常。

该手术优点是穴腔宽敞，肠黏膜与阴道黏膜相似且有肠液润滑，性生活满意；缺点是创伤较大。河北医科大学第二医院1974—2010年共收治患者465例，行开腹乙状结肠代阴道成形术252例，单孔腹腔镜乙状结肠代阴道成形术20例，经自然腔道腹腔镜手术（NOTES）数例，随访效果良好。

（6）回肠代阴道成形术：如术中发现结肠系膜短，难以将结肠系膜拉至穴腔，可改为采用一段回肠完成手术。两者效果相仿。

（三）手术前准备及手术后处理

1.手术时机　有功能性子宫者，于初潮后选择月经来潮时手术，能减小手术难度并利于经血引流。无功能性子宫者，因术后需长期佩戴模具，故选择婚前半年手术。

2.术前准备　准备行结肠或回肠代阴道成形术者，术前按计划开始饮食控制，由半流食、无渣流食过渡至禁食，并口服肠道抗生素，术前晚上清洁灌肠。

3.手术后处理　术后给予胃肠外高营养，术后5d更换模型，冲洗人工阴道，了解移植肠段成活情况。以后每天更换模型，冲洗阴道，直至结婚。婚后原则上可以不必佩戴模具，但据我院长期随访结果，部分患者会出现人工阴道挛缩而需行再次手术扩张的情况，故建议婚后仍间断佩戴模具。也有个别患者模具固定欠佳，导致模具进入人工阴道深处难以取出的情况，故建议术后指导工作应充分具体。

病例与解析

病例一

患者李某，9岁，主因出现里急后重15d，下腹痛3d，发现盆腔包块1d于2015年12月13日第一次入院。

现病史：患者平素月经规律，LMP：2015-12-01。患者15天前出现里急后重，伴肛门坠胀感，3天前自觉大便困难伴下腹痛，未给予特殊治疗，1天前腹痛加重，遂就诊于当地医院，考虑"肠梗阻"，给予灌肠治疗后排出大量粪便，腹痛明显缓解。查妇科超声及腹部CT均提示盆腔包块，于当日就诊。妇科超声：①子宫畸形（双子宫，左子宫宫腔颈管积血伴宫颈发育不良？阴道斜隔综合征？）；②左子宫体左上方液性包块待诊（卵巢子宫内膜异位症？其他病变？）。当地腹部彩超：右肾体积大伴积水，左肾缺如。

既往2008年因右肾积水行输尿管切开取石术，家族中无同类疾病病史。

体格检查无特殊。

直肠指检：未婚未产型外阴，子宫体后位，质中，活动可，表面光滑，无压痛，子宫左下方可触及约10cm包块，边界清，轻压痛，活动可。

腹部彩超（当地医院，2015-12-13）：①右肾体积大伴右肾积水；②左肾缺如。

初步诊断：①阴道斜隔综合征？②盆腔包块，卵巢子宫内膜异位症？③右侧输尿管取石术后；④右肾积水，左肾缺如。

诊疗经过：经术前准备，于2015-12-21在全身麻醉下行左侧卵巢子宫内膜异位症剥除术+宫腔镜检查术+阴道斜隔切除术。术中所见：腹腔镜下见右侧单角子宫大小约4cm×3cm，表面光滑，右侧输卵管及卵巢表面未见异常。左侧单角子宫增大，约8cm×6cm，表面光滑，左侧卵巢增大，约10cm×8cm，表面呈紫蓝色。宫腔镜下见右侧正常宫颈，左侧宫颈被阴道斜隔完全遮挡，阴道斜隔表面未见孔隙。右侧宫颈管形态基本正常，子宫宫腔形态呈单角状，内膜呈淡粉色，可见右侧输卵管开口。腹腔镜指引下，针状电极沿阴道穹最突出处向四周切开阴道斜隔，暴露左侧宫颈，宫颈管形态基本正常，宫腔形态呈单角状，子宫内膜淡粉色，可见左侧输卵管开口。于切开的阴道斜隔处放入球囊，术毕。术后修正诊断：①阴道斜隔综合征Ⅰ型；②子宫内膜异位症Ⅲ期，左卵巢子宫内膜异位症；③右肾积水；④左肾缺如；⑤右侧输尿管侧切取石术后。术后第7天出院。

第二次入院：患者主因阴道斜隔综合征术后40d，发现宫腔积血2h于2016年2月1日再次入院。

现病史：出院后月经正常来潮，经后复查妇科超声：子宫畸形（双子宫，左子宫体下方液性包块待诊）。

阴道检查：未婚未产型外阴，子宫体后位，质中，活动可，表面光滑，无压痛，子宫左下方可触及约5cm包块，边界清，轻压痛，活动可。

诊疗经过：于2016年2月2日在B超监测下行宫腔镜下阴道斜隔切除术+宫腔镜检查术。入镜：阴道通畅，顶端见右侧宫颈，其左侧见包块向外突出。于最凸处用针状电极划开，见暗红色黏稠液体流出。扩创清创后，沿左侧宫颈进入宫腔，充满暗红色积血，清理后将T管置入宫腔内，Folly导尿管置入左侧宫颈下方腔隙内，聚维酮碘（碘伏）纱布阴道填塞。手术顺利，术后第7天出院。

术后随访：2016年7月13日复查B超示双子宫正常大小，余未见异常。宫腔镜：入镜，见一橡胶管，阴道通畅，顶端偏右侧见一宫颈。其左侧见一孔道，无粘连，橡胶管自此孔道向上为T管。此孔道周围为阴道黏膜样结构，可见一宫颈外口呈花瓣状。取出T管。

解析：该患者有正常月经来潮，体格检查阴道部位未触及包块，宫腔镜见右侧宫颈及右侧单角子宫，超声见双子宫、左子宫宫腔颈管积血伴宫颈发育不良、左子宫体左上方液性包块，需与阴道横隔相鉴别。阴道横隔为厚度1～1.5cm的膜样组织，其组织结构是隔的上下面为鳞状上皮，中间为结缔组织、胶原纤维、血管及神经组织，偶可混有中肾样组织成分；不完全性阴道横隔中央或侧方有1～2个小孔，宫腔镜探入孔内可以看到陈旧积血、阴道壁黏膜及宫颈，超声图像为隔上低回声包块。据患者有两个子宫和宫颈，其中左侧宫颈被斜隔遮挡，不同于阴道横隔的全部阴道横断阻隔，诊断为阴道斜隔综合征Ⅰ型。患者第一次经宫腔镜电切斜隔手术后40天出现包块，位于左子宫体下方，推测第一次电切后瘢痕粘连致斜隔再次形成，故第二次手术时宫腔镜见阴道顶端左侧有包块，切开引流后充分扩创切除斜隔，随访手术效果满意。此患者斜隔较厚、斜隔斜度较小而于阴道壁夹角较小，因此第一次手术难度较大，导致切除斜隔不完全，日后再次出现积血包块，而斜隔薄、斜隔与阴道壁夹角大的患者大多能一次手术成功。

病例二

患者，18岁，主因自幼无月经来潮于2016年6月入院。

体格检查：身高162cm，体重60kg。女性外观，双乳房发育良好，腹软，未触及包块，无压痛。无骨骼系统畸形。直肠指检：幼女外阴，查体未见宫颈，可见隔状物，触痛明显。盆腔可触及液性包块，直径约5cm，压痛。

超声检查：子宫体前位，大小约2.58cm×2.81cm×1.14cm，宫壁回声均匀。子宫内膜厚度约0.28cm，欠均质。宫颈大小约1.32cm×0.89cm。宫颈下方探及大小约5.25cm×6.07cm×3.55cm液性包块，包块内充满密集细小点状强回声，与宫颈关系密切。左侧卵巢大小约为2.71cm×0.79cm，右侧卵巢大小约为2.88cm×1.24cm，双卵巢内均为密集小滤泡回声。直肠窝无暗区。超声提示：①宫颈下方液性包块待诊（生殖道畸形-阴道积血？）；②子宫小。

盆腔MRI：子宫体积小，左右径约2.9cm，前后径约1.3cm，信号尚均匀，宫颈正常结构显示不清，局部见囊状稍短T_1长T_2信号，约6.3cm×4.1cm×5.3cm（左右×前后×上下径），边界清。盆腔内未见明显肿大淋巴结影。

初步诊断：阴道横隔。

患者于2016年6月28日在全身麻醉下行阴道横隔切除术+阴道成形术+宫腔镜检查术。手术情况：探查阴道下1/3可触及一隔状物。直肠指检示宫颈下方可触及一约6cm×5cm包块，边界清楚。考虑患者为阴道横隔，遂行阴道横隔切除术。于横隔间隙打水垫，"×"形划开横隔外侧黏膜，依次分离。沿横隔间质钝性分离，暴露横隔内侧黏膜，可见黄色液体流出，扩大内侧黏膜呈圆桶状，再行宫腔镜检查术：置镜后，冲出脓液，可见阴道上2/3阴道壁黏膜光滑，顶端见宫颈。撤镜后行阴道成形术："+"字形划开横隔后壁黏膜，与前壁黏膜用3-0可吸收线行"Z"字形缝合。查无活动性出血后放置阴道软模具，加压包扎。

解析：

诊断：不完全性横隔位于上部者多无症状，位置偏低者可影响正常性生活及分娩。完全性横隔有原发性闭经伴周期性腹痛。妇科检查见阴道较短或仅见盲端，肛诊时可扪及宫颈及宫体。完全性横隔由于经血潴留，可于横隔上方触及包块。

治疗：切除横隔，切缘缝合止血。术后放置阴道模型。防止横隔残端挛缩。

（张丽娟）

参 考 文 献

冷金花，郎景和，连利娟，等，2002. 阴道闭锁16例临床分析［J］.中华妇产科杂志，37（4）：217-219.

谢志红，张晓萍，刘建东，等，2009.先天性宫颈闭锁29例分析［J］.现代妇产科进展，18（10）：754-757.

Akkawi R，Valente AL，Badawy SZ，2012. Large mesonephric cyst with acute adnexal torsion in a teenage girl［J］.Pediatr Adolesc Gynecol，25（6）：e143-145.

Dc Chemey AH. 刘新民译，1998.现代妇产科疾病诊断及治疗［M］.第8版.北京：人民卫生出版社，77-89.

Paradies G，Zullino F，Caroppo F，et al，2011. Gartner's duct cyst：report of three cases［J］.Pediatr Med Chir，33（5-6）：247-252.

Rock JA，Thompson JD. 杨来春，段涛，朱关珍译，2003. Te Linde 妇科手术学［M］.济南：山东科学技术出版，643-678.

第五章

性分化与发育异常

正常的性发育在性染色体、性腺、性激素、生殖器官及心理、社会等方面是一致的。倘若其中任何一个环节因某种原因导致分化与发育障碍，均可引起性发育异常（disorders of sex development，DSD），目前其发生率约为1/4500，但明确诊断者不足50%。究其发生异常的原因有以下3方面。

一、性染色体方面（女性XX，男性XY）

Y染色体在性分化过程中起关键作用，正常情况下，性腺于胚胎第7周发育成睾丸。若无Y染色体存在，则性腺于胚胎第8周发育为卵巢。若X或Y染色体的数目或结构发生变化，则可引起性腺发育异常。

二、性腺方面

睾丸产生雄激素，促进男性生殖器官发育；卵巢产生雌激素，促进女性生殖器官发育。若性腺发育异常，所分泌的性激素紊乱，将导致生殖器官发育异常。

三、性激素功能

性激素功能紊乱影响正常下丘脑-垂体-性腺轴的功能，导致婴儿出生时呈现不同表型的发育异常和青春期性发育不良。

有关生殖器官发育异常的理论，近年研究表明*SRY*基因是睾丸决定因子的最佳候选基因，但并非是决定性别的唯一基因。应该说，性别的决定与分化是以*SRY*基因为主导，多基因（*SRY*、*SOX9*、*AMH*、*WT-1*、*SF-1*和DAX-1）参与的有序协调表达的过程。有学者认为，人类性别的决定可能以*SRY*基因为主，常染色体和性染色体多个基因参与，有序协调表达的过程，任何一个环节出现异常，都可以导致性别异常。

第一节　染色体检查在性分化与性发育异常的临床应用

一、染色体相关基础知识

染色体是细胞核的主要组成成分，是遗传物质-基因的载体，通过细胞分裂，基因随着染色体从亲代传递给子代。对染色体的结构及其遗传方式的研究，称为细胞遗传学。

1.染色体的数目　不同的生物物种，其染色体的数目各不相同，每一物种都有其恒定的染色体数目。人类正常体细胞有46条（23对）染色体，称为二倍体，其中22对常染色体，男女相同，按其长度递减顺序排列，编号为1～22号；1对性染色体，女性为XX（图5-1），男性为XY。每对染色体中，一条来自父方，一条来自母方，除性染色体外，其大小、形态一致，称为同源染色体；不同对的染色体，称为非同源染色体。生殖细胞（卵子或精子）的染色体数目为23条，称为单倍体。

2. **染色体的形态、结构**　每条染色体都有一个着丝粒，染色体在着丝粒处形成缩窄，又称为主缢痕。失去着丝粒的染色体片段通常会在细胞分裂过程中丢失。着丝粒将染色体分为短臂和长臂，两臂末端有端粒，端粒具有维持染色体形态结构的稳定性和完整性的作用。根据着丝粒的位置从形态上将染色体分为四种类型，包括中着丝粒染色体（长、短臂长度基本相等）、亚中着丝粒染色体（长臂比短臂长）、近端着丝粒染色体（着丝粒靠近一端，短臂很短）和端着丝粒染色体（着丝粒位于末端，无短臂），人类无端着丝粒染色体。某些染色体的短臂或长臂上还存在另外缩窄的部分，称为次缢痕。近端着丝粒染色体的短臂末端可见圆形结构，称为随体，随体柄为缩窄的次缢痕。

3. **性染色体及性别分化**　人类性别由性染色体决定，性染色体包括X染色体和Y染色体，正常女性染色体核型为46,XX，正常男性染色体核型为46,XY。在胚胎发育的最初阶段，46,XX和46,XY的性腺没有区别，若存在Y染色体，具有向两性分化潜力的原始性腺则发育为睾丸，该过程大约始于胚胎第7周。1990年，Sinclair等发现邻近Y染色体短臂末端的假常染色体区，存在35kb的性别决定区域，并将其命名为*SRY*（Y染色体性别决定区）基因，定位于Yp11.2。此外，一些常染色体上的区域对睾丸分化也具有重要作用，缺失时可阻碍睾丸分化，这些区域包括2q33、9p24.3、10q26、11p13和17q24.3等，有关的基因有*SOX9*、*WT-1*、*SF-1*等。

若缺乏Y染色体，则原始性腺发育为卵巢，该过程始于胚胎第7～8周。女性卵巢的分化是缺省的过程还是由确定的基因产物诱导原始卵巢分化，目前尚不清楚，近年

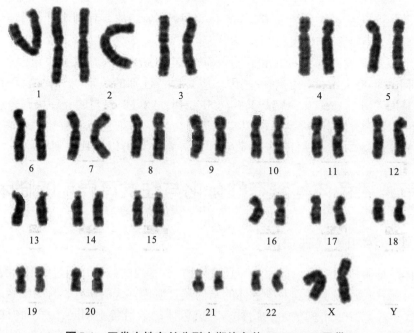

图5-1　正常女性有丝分裂中期染色体46,XX，G显带

来有研究表明，某种特定基因参与了卵巢发育，其中某些基因可以主动拮抗原始性腺向睾丸分化。无论性染色体为XX还是X单体，原始性腺均发育为卵巢，虽然45,X在胚胎期有生殖细胞，但其闭锁加速，45,X成人通常没有生殖细胞。因此，若要保持卵巢持续存在且功能正常必须有两条完整的X染色体。

女性子宫、输卵管及外生殖器的发育是继发于但并非依赖于性腺的分化。

4.X染色体失活 1961年，Lyon首先提出X染色体失活假说，即Lyon假说。经典Lyon假说提出，正常女性的两条X染色体中，只有一条有活性，另一条处于异染色质状态的X染色体不具有遗传活性。X染色体失活发生在胚胎发育早期，即大约在囊胚晚期。一个细胞中，如果两条X染色体都是正常的，那么X染色体失活是随机的，既可来自父亲，也可来自母亲，并可向子代传递下去，所有子代细胞中失活的X染色体与亲代相同。

但是，经典的Lyon假说不能解释某些性染色体异常的临床表现。例如，按照Lyon假说理论，不论细胞内有几条X染色体，只有一条具有转录活性，其余X染色体呈异固缩状态，无转录活性，那么为什么多X染色体患者会出现各种临床症状，并且X染色体数目越多症状越严重？现代遗传学研究发现，失活的X染色体上的基因并非全部失活，某些基因座尤其是短臂的远端，仍然具有活性，可对上述情况做出解释。

此外，X染色体失活存在非随机失活的现象。结构异常的染色体，如缺失或重复的X染色体通常优先失活。当X染色体与常染色体发生相互易位时，则是正常的X染色体优先失活。

二、染色体的研究方法

细胞有丝分裂中期，染色体的形态最为典型，经显带技术处理后，可在光学显微镜下观察，是染色体分析的最好时期，因此临床上常用于染色体病的诊断。

1.染色体的制备

（1）实验材料：可用于染色体分析的材料有外周血淋巴细胞、皮肤、性腺、骨髓、胎儿绒毛或羊水细胞、胎儿脐带血、实体瘤标本等，大多需要体外培养获得分裂期细胞。与女性性发育异常相关的染色体异常的诊断常采用外周血淋巴细胞。

（2）人外周血淋巴细胞染色体制备：一般情况下，人外周血中的淋巴细胞是不分裂的，通过在培养基中加入植物血凝素，使小淋巴细胞转化为具有分裂能力的淋巴母细胞，该过程需要体外培养48～72h。此后应用秋水仙碱破坏细胞纺锤体，使细胞分裂停止在中期，以获得大量的中期分裂象细胞。再经过低渗液（0.075mol/L 氯化钾）使细胞膨胀，染色体铺展。然后经固定液固定处理，目的在于提高染色体结构的可见性和显示染色体形态的细节，如显示常染色质区和异染色质区，初级缢痕和次级缢痕等，常用的固定液为卡诺固定液，即由甲醇和冰醋酸按3∶1比例混合而成。滴片后立即烤片，使固定液挥发。然后用吉姆萨染料染色后即可进行染色体观察、分析。

2.显带技术 根据显带技术的不同，细胞分裂中期染色体可显示不同的带型，在光学显微镜下显示为一系列连续的深染和浅染的横行带纹。染色体核型分析即根据特定的带纹来准确识别每一条染色体。每对同源染色体的带型基本相同。常用显带技术有G显带法、Q显带法、R显带法、C显带法等，临床上染色体病的诊断及研究多应用G显带法。

（1）G显带法：染色体标本经胰蛋白酶消化后，用能结合DNA的染料吉姆萨染色，在普通显微镜下观察，可见染色体呈深浅不同的带纹。人类的23对染色体均有各自独特的带纹。G显带法最常用。

（2）R显带法：染色体标本用盐溶液处理后，使富含AT的DNA变性，用吉姆萨染色，显示出与G显带相反的带纹。当G显带显示染色体两臂末端为浅带时，倘若此处发生缺失等异常，常不易识别，而R显带可将此处显示为深带，易于识别。因此，R显带可用于检测染色体的末端缺失、重排等。

（3）C显带法：亦较常用。将常规制备的外周血玻片，用碱性溶液（常用氢氧化钡溶液）处理后，再用吉姆萨染色，可使染色体的结构异染色质区深染。这些区域包括着丝粒区，1号、9号和16号染色体的次缢痕及Y染色体长臂远端的异染色质区。若G显带显示性染色体为XY，与性腺性别、内外生殖器性别不符时，需要做C显带确定Y染色体，以免误诊。当出现下述较常见的正常变异等情况，如13号、14号、15号染色体着丝粒异染色质区长度增加，9号和16号染色体长臂异染色质区长度增加，以及inv（9）（p11q13）即9号染色体臂间倒位等时，需做C显带以明确诊断。

（4）N显带法：近端着丝粒染色体（即13号、14号、15号、21号和22号染色体）的次缢痕区与核仁形成有关，称为核仁形成区。应用硝酸银染色，将上述几种染色体的随体及随体柄染成黑色，又称银染法。银染阳性的核仁形成区，是具有转录活性的 *18SrRNA* 基因和 *28SrRNA* 基因所在部位。

三、染色体的命名

人类染色体有一套完整规范的命名体系，即按照人类细胞遗传学命名国际体制（ISCN）来命名。完整的核型书写包括以下几部分内容：①全部染色体数目；②性染色体；③异常的染色体（若存在异常染色体，需具体列出），三项内容之间以逗号分隔。异常核型的书写有严格的格式。正常染色体及常见异常染色体核型的命名及含义见表5-1。常用的描述染色体及染色体畸变的符号及简写术语见表5-2。

表5-1　正常染色体及常见异常染色体核型的命名

命名	描述
46,XX	正常女性核型
46,XY	正常男性核型
45,X	X单体
47,XXX	X三体
47,XX,+21	21三体
46,X,i（X）（q10）	一条X染色体为长臂等臂染色体
46,X,del（X）（p21）	一条X染色体短臂部分缺失，缺失部分为2区1带至末端
46,X,r（X）	一条X染色体为环状染色体

续表

命名	描述
46,X,idic（X）（p22.1）	断裂和重接发生于X染色体的p22.1，形成一条等臂的双着丝粒染色体
46,X,psu idic（X）（q22）	一条X染色体为等臂假双着丝粒X染色体，仅有一个着丝粒有活性
46,X,t（X；18）（p11；q11）	一条X染色体短臂1区1带与一条18号染色体长臂1区1带间的相互易位
45,XX,der（14；21）（q10；q10） 45,XX,rob（14；21）（q10；q10）	一条14号和一条21号染色体的罗伯逊易位，衍生染色体代替了正常的14号和21号染色体
45,X［25］/47,XXX［15］	45,X（25个细胞）与47,XXX（15个细胞）的嵌合体

表5-2　常用染色体命名符号及简写术语

符号、简写术语	意　义
cen	着丝粒
del	缺失
der	衍生
dic	双着丝粒
dup	重复
h	异染色质
i	等臂染色体
idic	等臂双着丝粒
ins	插入
inv	倒位
mar	标记染色体
mat	母系来源
mos	嵌合体
p	染色体短臂
pat	父系来源
psu	假
q	染色体长臂
r	环状染色体

符号、简写术语	意　义
rob	罗伯逊易位
s	随体（近端着丝粒染色体短臂末端的球状结构）
t	易位
逗号（,）	区分染色体数目、性染色体和染色体畸变
分号（;）	一条以上的染色体结构重排中，用来分开各有关染色体和断裂点
加号（+）	获得
减号（-）	丢失
斜线（/）	嵌合体
括号（ ）	括号内为结构重排染色体和断裂位点

染色体用核型图来显示，过去是通过剪切分散的染色体图片来配对同源染色体。现在则是应用带有图像分析软件的计算机来制作核型图。

四、染色体多态性

正常人群中，存在染色体片段大小或染色体带纹的差异，这类恒定微小的变异通常没有明显的表型效应和病理学意义，称为染色体多态性或染色体的正常变异。常见的有以下几种：

1. inv（9）（p11q13）　即9号染色体臂间倒位，断裂和重接发生在短臂1区1带和长臂1区3带，需做C显带证实，必要时检测父母染色体寻找来源。临床上多见，人群中的发生率约为1%（图5-2）。

2. Yqh+ 及 Yqh-　即Y染色体长度的变异，主要变异部位是Y染色体长臂的结构异染色质区。当Y染色体大于18号染色体时，称为"大Y"（Yqh+）。当Y染色体长度在G组（21号、22号）染色体长度的1/2以下时，称为"小Y"（Yqh-），小Y比较少见。当发现Y较小时，应与其父亲的Y染色体比较，排除Y染色体长臂缺失。

3. 1qh+、9qh+、16qh+　即1号、9号、16号染色体长臂异染色质区的长度增加，通常需做C显带证实，必要时检查父母染色体寻找来源。

4. 13cenh+、14cenh+、15cenh+　即13号、14号、15号染色体着丝粒异染色质区长度增加，需做C显带证实。但是，有学者报道，部分男性患者，虽然G显带、C显带也表现为上述情况，但实际上为Y染色体长臂的结构异染色质区（q12）与这几条近端着丝粒染色体短臂的易位，因其没有结构基因，通常无临床效应。可在家族中遗传，在人群中的发生率约为1/2000。

5. 21pstk+　即21号染色体短臂随体柄长度增加。

6. Yqs　即Y染色体长臂出现随体。

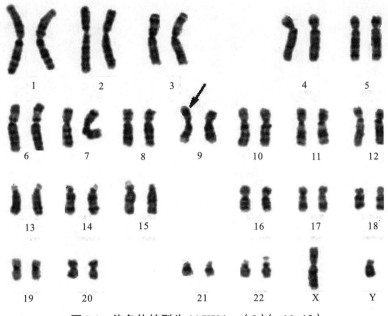

图5-2　染色体核型为46,XY,inv（9）（p11q13）

五、染色体畸变

染色体畸变包括染色体数目异常和结构畸变。临床上多表现为先天性多发畸形、智力低下、生长发育迟缓、性发育异常等，涉及妇产科、儿科、泌尿科、内分泌科等。

两条完整的X染色体对维持卵巢正常功能非常重要，X染色体数目异常和结构畸变，可引起女性性腺发育异常，多表现为原发性或继发性闭经、不孕、第二性征发育差等。

1.数目异常　如前所述，人类的生殖细胞（精子或卵子）为单倍体细胞，含有23条染色体，为一个染色体组，以n表示。人类正常体细胞为二倍体，含有46条染色体，以2n表示。以2n为标准，体细胞的染色体数目（整组或整条）的增加或减少，称为染色体数目畸变。其包括整倍体畸变和非整倍体畸变。

（1）整倍体畸变：如果染色体数目的改变是单倍体（n）的整倍数，则称为整倍体畸变。若体细胞有三个染色体组，即染色体数目为3n（69条染色体），称为三倍体，核型包括69，XXX、69，XXY、69，XYY。若体细胞有四个染色体组，即染色体数目为4n（92条染色体），称为四倍体。三倍体以上统称为多倍体。

在自发流产胚胎中多倍体较常见，但在新生儿中极其罕见，存活者多为三倍体/二倍体的嵌合体，常有多发畸形。

（2）非整倍体畸变：一个体细胞的染色体数目增加或减少一条或数条，称为非整倍体。几乎所有的非整倍体都起源于I期减数分裂，为同源染色体不分离所致。

如果某对染色体多了一条（2n+1），称为三体型，则细胞染色体数目为47条，如47,XX，+21。如果多余的染色体为性染色体，称为多体型，常见的有47,XXX、47,XXY、47,XYY。

如果某对染色体少了一条（2n-1），称为单体型，则细胞染色体数目为45条（图5-3）。常染色体单体型通常是致死性的，性染色体单体型（45,X）大多在胚胎期流

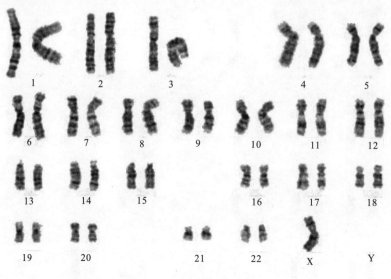

图5-3 染色体核型为45,X

产，少数存活下来的个体常表现为性腺发育异常、躯体异常等。

2.结构畸变 染色体断裂及断裂后染色体断端的重接是染色体结构畸变的遗传学基础。常见的结构畸变有缺失、重复、易位、倒位、等臂染色体、双着丝粒染色体等。

（1）缺失：是指染色体片段的丢失，分为末端缺失和中间缺失两类，末端缺失较常见。核型描述时使用符号del表示。常染色体的缺失常引起胚胎死亡或畸形，而性染色体缺失通常不会造成上述严重后果。X短臂和X长臂均可发生缺失，根据缺失的多少，可有不同的表型，表现为性腺发育异常、原发性闭经、卵巢早衰等。例如：46,X,del（X）（q22）表示一条X染色体长臂2区2带发生断裂，其远侧片段（q22→qter）丢失（图5-4）。

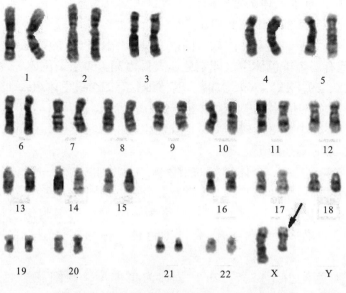

图5-4 染色体核型为46,X,del（X）（q22）

（2）易位：是指两条或多条染色体之间发生片段交换造成的染色体重排。临床上最常见的是相互易位和罗伯逊易位。当易位仅有位置的改变而无染色体片段的增减时，称为平衡易位，携带平衡易位的个体通常表型正常。

相互易位是指两条染色体断裂后形成的片段互相交换，并在断裂点重接，形成两条新的衍生染色体。核型描述时使用符号t表示。例如：46,X,t（X；1）（q22；q31）表示一条X染色体长臂2区2带和一条1号染色体长臂3区1带发生断裂，两个片段交换后重接，形成两条衍生染色体。女性X常染色体易位携带者可有几种不同的临床表现，大多数表型正常，但因涉及X染色体，故常表现为性腺发育不全、卵巢早衰，其细胞学机制并不明确，可能是由减数分裂时发生错误配对、X连锁基因的单倍剂量不足或卵泡形成期间X染色体失活所致。部分患者虽然可有月经及生育能力，但易发生复发性流产。

罗伯逊易位是发生在13号、14号、15号、21号、22号染色体间的易位，是平衡易位的一种特殊形式。其是指两条染色体在着丝粒处断裂后重接，形成一条由两个长臂构成的衍生染色体，染色体总数为45条。丢失的短臂为异染色质，无功能基因，如45,XX,der（14；21）（q10；q10）表示一条14号和一条21号染色体在着丝粒处断裂后重接，形成一条衍生染色体，通常表型正常。但是在形成配子时易发生异常，可形成14号或21号的三体型或单体型。

（3）重复：是指染色体上增加了相同的片段，一般多指染色体上个别区带或片段的重复。核型描述时使用符号dup表示。例如：46,XX,dup（1）（q21q25）表示1q21和1q25带中的片段的正向重复。临床上较常见的是父母之一为平衡易位携带者，其后代染色体核型可为部分重复部分缺失型，此种情况大多在孕早期流产，极少数存活下来的胎儿会出现躯体畸形和智力低下。

（4）倒位：是指染色体上某一区段发生两次断裂，断点之间的片段旋转180°后重接。虽然没有基因的增减，但发生了基因顺序的重排及相邻基因位置的改变。倒位发生在同一臂（长臂或短臂）内者称为臂内倒位；发生在两臂之间者称为臂间倒位。核型描述时使用符号inv表示。

（5）等臂染色体：一条染色体的两个臂在形态和遗传结构上完全相同，称为等臂染色体。核型描述时使用符号i表示。这种异常来源于着丝粒的横向分裂，分离后的长臂和短臂经过再复制，分别形成等臂染色体。等臂染色体大多为致死性的，临床上常见的是X长臂等臂染色体，核型描述为46,X,i（X）（q10），表示一条正常的X染色体和一条长臂具有等臂染色体的X染色体（图5-5）。临床表现为Turner综合征。

（6）双着丝粒染色体：两条染色体分别发生一次断裂，两个具有着丝粒的片段连接形成一个具有双着丝粒的染色体。核型描述时使用符号dic表示，等臂双着丝粒染色体描述为idic。例如：46,X,idic（X）（p22.1），表示等臂双着丝粒染色体的断裂和重接发生在X染色体的p22.1，该核型包括一条正常的X染色体和一条等臂双着丝粒X染色体。假双着丝粒染色体是一种双着丝粒染色体结构，但是只有一个着丝粒具有活性，这种染色体简写为psu dic。等臂假双着丝粒X染色体也较常见。

（7）环状染色体：一条染色体的长臂和短臂同时断裂，含着丝粒的片段末端重接，形成环状染色体，无着丝粒的片段丢失。核型描述时使用符号r表示。例如：

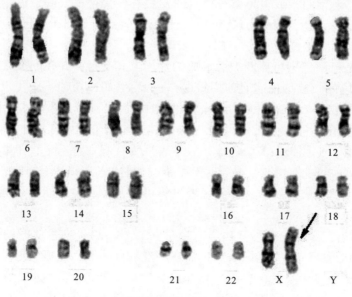

图5-5　染色体核型为46,X,i（X）（q10）

46,X,r（X）（p11q24），表示一条X染色体为环状染色体，断裂和重接发生于短臂1区1带和长臂2区4带，断裂点的远端已缺失。单纯环状X染色体极为少见，临床多见r（X）与45,X的嵌合型。

（8）插入：一条染色体同时发生两处断裂，其间的片段插入到同一条染色体的其他部位或另一条染色体上，称为插入。核型描述时使用符号ins表示。例如：46,XX,ins（4；10）（q21；q11q22），表示10号染色体长臂1区1带和2区2带之间的片段插入到4号染色体的长臂2区1带。

（9）标记染色体：是指不能被常规显带方法分辨或明确识别的发生结构畸变的染色体，其大小通常等于或小于分裂中期的20号染色体。核型描述时使用符号mar表示。例如：47,XX,+mar，表示多一条附加的标记染色体。患者可以表型正常或出现程度不等的智力低下、畸形等异常。

六、维持卵巢功能的相关基因

X染色体是女性性腺发育及卵巢功能维持的主要染色体，与之相关的基因存在于X染色体长臂和短臂上。此外，维持卵巢功能还需要不同的常染色体基因（表5-3）。

表5-3　维持卵巢功能的相关候选基因

基因		位点	功能	表型
BMP15	骨形成蛋白15基因	Xp11.22	卵泡发育过程中颗粒细胞发育的调节因子	卵巢发育不全、卵巢早衰
DFFRX	果蝇肥胖基因相关X连锁基因	Xp11.4	可能与卵巢发育有关	智力低下，POF候选基因

续表

基因		位点	功能	表型
ZFX	X连锁锌指基因	Xp22.11	与早期生殖细胞发生、迁移和增殖有关，对后期卵泡发育有重要作用	卵巢早衰、身材矮小
AR	雄激素受体基因	Xq12	调控卵泡的生长	雄激素不敏感；尿道下裂
XIST	X失活特异转录因子	Xq13.2	与卵巢发育相关的基因的单倍剂量不足有关	X染色体失活的偏好现象
POF1B	卵巢早衰1B基因	Xq21.1	与生殖细胞凋亡有关	卵巢早衰
DIAPH2	人类同源黑腹果蝇透明基因2	Xq21.33	与发育早期的细胞分裂和肌动蛋白介导的形态发生过程有关	卵巢早衰
FMR1	脆性X智力低下1基因	Xq27.3	前突变可减少卵巢中的卵泡数	脆性X综合征、卵巢早衰
FIGLA	生殖系α因子基因	2p13.3	调控卵泡发育的转录因子	卵巢早衰
FSHR	卵泡刺激素受体基因	2p16.3	*FSHR*突变严重影响FSH发挥功能	卵巢发育不全、卵巢过度刺激综合征
FOXL2	叉头转录因子2	3q22.3	卵巢分化过程中的重要调控因子，调节卵泡的生长发育	睑裂狭小、倒转型内眦赘皮、上睑下垂、卵巢早衰
NOBOX	新生卵巢同源盒基因	7q35	在卵母细胞中优先表达	卵巢早衰

　　最新研究显示，X染色体上有1098个蛋白质编码基因，约占人类基因组的4%，目前已知大约10%（307/3199）的孟德尔遗传病定位于X染色体上。对X染色体上序列的破译，将有助于提高与X染色体相关的各种疾病的诊治。

七、染色体检查适应证

（1）原因不明的智力低下、生长迟缓或伴有多种先天性畸形者。

（2）多次自然流产（≥2次）的妇女及其丈夫。

（3）外生殖器含糊不清。

（4）性发育异常或延迟者。

（5）闭经和女性不孕。

（6）男性无精、少弱精、不育。

（7）家族中有染色体异常或先天性畸形者。

第二节　正常性分化过程

性发育与性分化是一个复杂、连续、有序的过程，始于受精卵，止于青春期。正常性分化时，性染色体、性腺、性激素、内外生殖器官、社会、心理等方面是一致的。

一、性染色体

决定性别的根本因素是性染色体。目前认为，原始性腺发育为睾丸的决定因子（TDF）位于Y染色体短臂的Y基因决定区（SRY），但SRY并非等同于TDF。因为SRY阴性的个体可能有睾丸，SRY阳性者也可能有卵巢，故认为，SRY只是决定性腺发育的调节基因。染色体为XY，性腺发育为睾丸；染色体为XX，性腺发育为卵巢，由于胚胎期卵巢的分化比睾丸晚4～5周，如果没有Y染色体或缺乏TDF的作用，则性腺会发育成卵巢。

二、性腺

胚胎第7周进入性分化期，若染色体为XY，性腺发育为睾丸，睾丸内的支持细胞产生米勒管抑制因子（MIF），抑制其上皮增生，逐渐使米勒管退化。如果因某种原因导致MIF缺乏，则米勒管未退化而发育为输卵管、子宫和阴道上段。睾丸产生MIF只对同侧米勒管有抑制作用，如果一侧为睾丸而对侧为条索状性腺、卵巢或卵睾，则对侧可出现输卵管、子宫和阴道。

三、性激素

胚胎第7～8周，睾丸内的间质细胞（Leydig细胞）具有分泌睾酮的作用，使中肾管分化为附睾、输精管和精囊，睾酮只对同侧中肾管起作用。如果于孕早期母亲服用雄激素，或由于先天性肾上腺皮质增生而产生过多的雄激素，女胎的外生殖器可有不同程度男性化表现。

四、内外生殖器官

女性内外生殖器官的发育并不依赖于卵巢的发育或其他激素。由于缺乏米勒管抑制因子（MIF）的作用，中肾管退化，副中肾管发育，于胚胎第9周将从头端到尾端发育形成输卵管、子宫和阴道上段。由于没有双氢睾酮（DHT）的形成，外生殖器官将发育成女性，生殖结节增大形成阴蒂，尿生殖褶发育为小阴唇，生殖隆起发育为大阴唇。于孕20周，尿生殖窦形成阴道下段，并与上段相通。

如果婴儿性腺为卵巢或条索状性腺，无论性染色体是什么，出生时，外生殖器官均为女性表现；如果女胎在孕12周左右受内、外源性雄激素的影响，则外阴呈不同程度的男性化表现，如阴茎、尿道下裂、阴囊融合等。孕20周后，外生殖器官也已完成，若再受高水平雄激素影响，只表现阴蒂增大。

男性生殖器官是由中肾管在睾酮作用下分化为附睾、输精管和精囊；而外生殖器官的分化则依赖于睾酮在局部组织经5α-还原酶转化为双氢睾酮（DHT）的作用。于孕

20周左右，外生殖器官分化全部完成。当雄激素作用不足或其受体异常时，外生殖器官的性别模糊，难以鉴别。

第三节　性发育异常分类

临床上，性发育异常（disorders of sexual development，DSD）患者多数在新生儿期即能发现，但在儿童期或青春期才来就诊。其特点是外生殖器官明显混淆，难以鉴别；虽然表现为女性外生殖器官，但合并阴蒂增大、阴唇后融合、腹股沟或阴唇肿块；虽然表现为男性外生殖器官，但合并小阴茎、隐睾或尿道下裂；外生殖器官性别与产前诊断或产后检查的染色体不一致。

有关性发育异常的分类系统，在新的内分泌学教材中已经提及，包括所谓两性畸形及一些影响性发育但无两性畸形表现的性染色体病统称为性发育异常（disorders of sexual development，DSD）。摒弃以前沿用的雌雄间体、假两性畸形、真两性畸形和性反转综合征（sex reverse syndrome）等术语，改为46,XY DSD（原为男性假两性畸形）、46,XX DSD（原为女性假两性畸形）、卵巢性DSD（原为真两性畸形）、46,XX 睾丸性DSD（XX男性或XX性反转）、46,XY完全性性腺发育不全（原为XY性反转）。

DSD分类尚无统一标准，目前我国最多采用的是北京协和医院提出的按性染色体、性腺、性激素与功能异常为基础的分类方法。普遍认为，该分类概念清楚、简单易懂，便于指导临床诊断与治疗，现介绍如下。

1.性染色体异常　性染色体异常（数目与结构）包括先天性卵巢发育不全（Turner syndrome）、XO/XY性腺发育不全、超雌综合征、真两性畸形、46,XX/46,XY性腺发育不全、曲细精管发育不全（Klinefelter综合征）。

2.性腺发育异常　包括XX单纯性腺发育不全（XX pure gonadal dysgenesis）、XY单纯性腺发育不全（XY pure gonadal dysgenesis）、真两性畸形、睾丸退化（testicular regression）。

3.性激素与功能异常　包括雄激素过多（因先天性肾上腺皮质增生、外源性雄激素过多所引起）、雄激素缺乏（因17α-羟化酶缺乏、5α-还原酶缺乏所引起）、雄激素功能异常（因雄激素不敏感综合征所引起）。

随着临床分子生物学的迅速发展，对某些性发育异常的原因得以解释。但现有的分类尚需不断修改和完善，如通过雄激素受体基因的测定，可以分析单个核苷酸的突变，这将会改变雄激素不敏感综合征中的完全型和不完全型的分类方法。如果按雄激素受体基因的缺失或突变、DNA转录、翻译过程异常等进一步分类则更为完善，这是值得深入研究的课题。

第四节　性染色体异常

性染色体异常包括性染色体数目与结构异常。

一、先天性卵巢发育不全（Turner综合征）

1. 发病机制　1938年首先由特纳（Turner）所描述，故称Turner综合征。该病的性染色体60%为45,XO，25%为嵌合型，如45,XO/47,XXX或45,XO/46,XX/47,XXX等，嵌合型的临床症状较轻。还有少数病例性染色体结构异常，如46,Xdel（Xp）或46,Xdel（Xq），即一条X染色体短臂或长臂缺失（图5-6）；46,Xi（Xq）或46,Xi（Xp），即一条X染色体短臂缺失形成等臂染色体。本病新生男婴的发生率为10.7/100 000或新生女婴的发生率为22.7/100 000。在自然流产胚胎中，发生率高达7.5%，是一种最为常见的性发育异常。其发生机制是双方配子结合为合子过程中的不分离，其中75%的染色体丢失发生在父方，约10%的丢失发生在合子形成后早期卵裂时期。

2. 临床表现　患者身材矮小（＜145cm），第二性征发育不良及躯体发育异常，如上睑下垂、上颌骨窄、下颌骨小，耳大而低，发际低，颈蹼，乳房不发育，肘外翻，生殖器官呈幼稚型等（图5-7）。但每例患者不一定都有上述表现。嵌合体患者的异常表现与嵌合体中的优势细胞系相关。此外，卵巢呈条索状，原发性闭经，一般无生育能力。实验室检查示染色体为45,X或嵌合体。E_2水平甚低，FSH、LH水平升高。

3. 临床处理　目的是促身高，刺激乳房与生殖器官发育，防止骨质疏松与并发症。如有可能采取辅助生殖技术解决生育问题。具体措施如下：

（1）促身高：①生长激素，多数患者生长激素并不甚缺乏，尽管如此，尚有报道应用小剂量生长激素（growth hormone，GH）对GH激发性刺激有正常反应的4～12岁患儿，每周3次给予GH，每次0.125mg/kg，皮下注射，3年后改变为每天接受GH治疗，

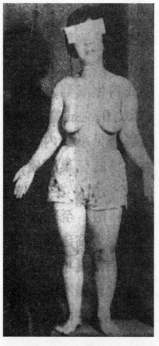

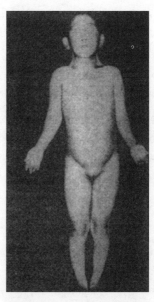

图5-6　X染色体短臂缺失体态　　图5-7　Turner综合征体态

但每周0.375mg/kg未变，年龄越小，治疗越早，效果越好；②雌激素+雄激素，骨的形成需要雌激素、雄激素的作用。近年来，北京协和医院使用利维爱（7-甲基异炔诺酮）治疗（1.25mg/d）取得身高增长的效果。

（2）促使性器官发育、治疗骨质疏松：①雄激素，应在8岁以后骨骺愈合前应用。具体方法：苯丙酸诺龙25mg，肌内注射，每2周1次，共3～6个月，停药半年，骨骺未愈合可重复治疗。②雌、孕激素序贯周期治疗，可以促进乳腺及生殖道的发育，维持女性特征。因其可导致骨骺早愈合，应于12岁以后应用。

（3）生育问题：有的患者可能存有可用卵子，偶有自然妊娠者，或采用供卵方式施体外受精-胚胎移植（IVF-ET），有助于解决生育问题。

（4）手术治疗：若阴道狭窄僵硬，可行阴道扩张或阴道成形术。

4.值得注意的问题

（1）Y染色体缺失也会引起X染色体单体综合征。

（2）45,XO染色体核型并不能确保嵌合体性腺细胞中不存在嵌合性XY核型。

（3）嵌合体性腺细胞存在Y染色体者，易发生性腺肿瘤。因此，仔细检查盆腔是否存在包块。

（4）该类患者未用外源性性激素治疗，但乳房发育、阴毛生长，应注意是否有性腺母细胞瘤或无性细胞瘤。

（5）如果不能及时实施雌、孕激素治疗，患者身体各种功能会过早衰退。

二、XO/XY性腺发育不全

XO/XY性腺发育不全（混合型性腺发育不全，mixed gonadal dysgenesis，MGD）系指一侧为发育不良的睾丸或正常睾丸，另一侧为未分化的性腺呈条索状或缺如。临床上有Turner综合征的表现，但染色体为XO/XY。极少数患者染色体为45,XO/47,XYY，45,XO/46,XY/47,XXY。

1.发病机制 该病45,XO细胞系占优势，形成此种嵌合型的机制尚不清楚。研究发现，Y染色体的不同部位有断裂，则Y染色体有丝分裂时易发生排列错误和丢失而形成45,XO/46,XY模型。

2.临床表现与诊断 出生时多以女性抚养，青春期则出现男性表现（图5-8）。外生殖器官表现可为女性或男性或两者模糊，表现为小阴茎、尿道下裂、睾丸下降不全或阴蒂肥大，大阴唇融合。睾丸侧有输精管，另一侧有输卵管、发育不良的子宫和阴道。不少患者有Turner综合征的表现。实验室检查示血浆FSH、LH水平升高，睾酮水平降低。本症应与Turner综合征、真两性畸形相鉴别。

3.临床处理 凡有Y染色体而性腺发育不全者，性腺发生恶性肿瘤的概率高达20%～30%，包括性腺胚胎细胞瘤、精原细胞瘤和原位癌，应早期（青春期前）切除

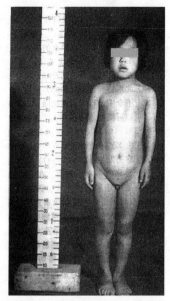

图5-8 XO/XY性腺发育不全患者阴蒂肥大

性腺。肥大的阴蒂可施整形术，按女性抚养。必要时可激素替代治疗。

三、超雌/多X综合征

当女性超过两个以上X染色体时称多X综合征。其核型表现为47,XXX，48,XXXX、49,XXXXX，亦可呈嵌合体表现。因该类患者的体格发育、性腺及月经情况与常人相仿，故"超雌"一词现已弃用。

1.发病机制　在生殖细胞形成过程中，双亲（多以母方）同源染色体单体不分离才形成患者多余的X染色体。据报道，47,XXX患者多的X染色体90%来源于母方，10%来源于父方，而48,XXXX和49,XXXXX中多余的X染色体绝大多数来源于母方。其原因可能与母方妊娠时年龄过大有关。

2.临床表现与诊断　一部分患者青春期可月经来潮，乳房发育，有生育能力，子代核型正常，或可异常。另一部分患者可有卵巢功能低下，表现为原发性或继发性闭经，乳房不发育。少数患者表现为精神缺陷，智力障碍，躯体或内脏发育异常，如眼距增宽、眼裂上斜、脊柱侧弯、心脏病等。诊断时需与先天性愚型相鉴别（图5-9）。

3.临床处理　性发育不良者可用激素替代治疗。

四、曲细精管发育不全/Klinefelter综合征

曲细精管发育不全亦称先天性睾丸发育不全，新出生的男婴发生率为1/（600～1000），患儿外表为男性。

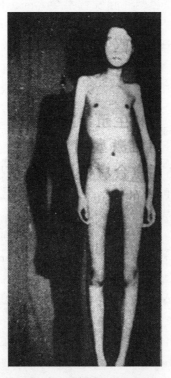

图5-9　超雌48,XXXX

1.发病机制　典型的核型为47,XXY，少数为48,XXXY、49,XXXXY、48,XXYY或上述核型嵌合体。有学者认为，多余的X染色体是由母源性染色体减数分裂时性染色体不分离出现XX配子所致；同样亦可由父源性染色体与Y染色体不能重组，性染色体不能分离，出现XY与正常的X或Y配子结合即产生非整倍体合子，即47,XXY所致。由于多余的X染色体可能弱化Y染色体的作用，因此睾丸发育不良，曲细精管上皮细胞变性，精子形成发生障碍，并随着X染色体数目增多而病情加重。也可能与母方妊娠时的年龄偏大有关。

2.临床表现　患者男性性征发育差，身材瘦高，四肢细长，多半呈女性型骨盆。少部分患者乳房发育，多无胡须，喉结不明显，可有智力、精神障碍。外生殖器向男性分化，阴毛呈女性型分布，阴茎小或接近正常，睾丸小而硬，多位于阴囊内，性欲低下，可射精但无生育能力。实验室检查示血浆睾酮水平低，对HCG试验无反应，FSH水平升高；尿17-羟、17-酮类固醇偏低或正常；睾丸活检病理为曲细精管玻璃样变，无生精现象。

3.临床处理　补充雄激素可促进男性征和外生殖器官发育，但对生精能力无帮助。倘若睾丸穿刺有精子可施人类卵细胞质内单精子注射（ICSI），应与患者及家属沟通，仍要承担遗传风险。

4.预后　患者寿命明显短于正常男性。

五、真两性畸形

真两性畸形（true hermaphroditism，TH）是长期沿用的名称。最近新分类将其称之为卵睾型性发育异常（卵睾型DSD），系指患者体内同时存有睾丸和卵巢两种性腺。其分布可一侧为卵巢，另一侧为睾丸（分侧型，占40%）；一侧为卵巢或睾丸，另一侧为卵睾（单侧型，占40%）；两侧均为卵睾（双侧型，占20%）；或一侧为卵睾，另一侧无性腺。该病罕见，发生率为1/20 000。

1.发病机制　该病染色体核型60%为46,XX，7%为46,XY，33%为46,XX/46,XY异源嵌合体；其他为45,X/46,XY或其他嵌合体。该病部分呈家族性，属常染色体隐性遗传。发病机制复杂，一般认为是X-Y异常交换学说，即父方染色体减数分裂时，X和Y染色体的拟常染色体区发生交换，倘若交换的断裂点延伸到*TDF*基因，Y染色体的*TDF*基因异位到X染色体上，则可出现46,XX睾丸型或46,XX卵睾型DSD；性别决定基因链上的某种基因缺失、突变及异位等共同作用于原始性腺向卵巢睾丸分化，从而使同一个体具有两种性腺，也可在因常染色体基因突变而使46,XX个体在无*SRY*时发生睾丸分化。

2.临床表现　因为一个个体具有两种性腺，其外生殖器官、生殖道及第二性征也有两性表现，其程度取决于体内优势的性激素。婴儿出生后，因有阴茎多按男性抚养。成年后，因乳房发育，部分可来月经或尿血，阴茎发育不明显而按女性生活（图5-10）。3/4的患者有乳房发育，半数有月经，男性声调，但喉结不明显。女性表现：阴毛呈女性型分布，几乎都有程度不同的尿道下裂；阴唇、阴道前庭发育不良；阴道多呈婴儿型或阴道缺如，卵巢可在正常位置；个别有子宫者，切除睾丸后可来月经或有生育能力。男性表现：阴茎发育小可勃起，睾丸下降不全而易停留在腹股沟（似肿

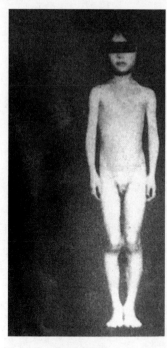

图5-10　真两性畸形（46，XX）

块）；50%有前列腺存在。值得注意的是，正常卵巢组织多存在于左侧，而睾丸或卵睾却存在于右侧；正常穿刺通过腹股沟的结构有精索和圆韧带；从发生学讲，一个睾丸或卵睾可能处于睾丸正常下降途中的任何位置。

3.临床表现与诊断

（1）青春期：周期性尿血、腹痛或原发性闭经、乳腺呈男性表现等，不能用其他原因解释者。

（2）外生殖器官严重畸形或腹股沟触及隐睾，极个别的有腹腔型隐睾。

（3）染色体与社会性别不符，尤其是46,XX伴外生殖器官模糊，或合并残缺的生殖道。

（4）影像学、腹腔镜、手术探查更有价值，病理检查可确诊。

（5）实验室检查：尿17-羟类固醇测定正常；青春期雌激素水平可高于正常男性的2倍，雄激素水平在实施HCG刺激试验后明显升高，而雌激素水平无变化。

本病应与46,XX雄激素过剩型DSD相鉴别，后者尿17-羟类固醇水平升高，腹股沟无性腺，可有代谢紊乱、骨龄提前、异性性早熟表现。

4.临床处理　依据患者染色体、性腺、内外生殖器官、性功能要求及社会、心理等决定处理方式，即切除性腺，整形外生殖器官畸形。

（1）大多数患者，早期按女性抚养，应切除全部睾丸组织，整形外生殖器官，因阴蒂、阴道整形术较简单，成功率高。青春期后，用激素替代治疗。

（2）若按照男性抚养，如果阴蒂肥大，能够勃起，发育好的睾丸还能纳入阴囊，则应切除子宫、输卵管和卵巢。此外，睾丸和卵睾的睾丸部分发育不全者必须切除，以免发生恶性肿瘤。术后予以雄激素治疗。

5.预后　男性者均为不育，个别女性患者可能有排卵或妊娠。患者中约2%发生性腺恶性肿瘤，多见于46,XY型，或有Y染色体的嵌合型，故应定期随访。患者智力发育正常。

六、XYY综合征

XYY综合征又称为超雄综合征，1961年由Sandburg首先报道。本病患者外观为男性，发生率约为1/1000。身材高，智力较差，可有性格改变。性发育近正常，可有隐匿性精子，亦可有隐睾、尿道下裂、小阴茎等。性染色体异常疾病识别见表5-4。

表 5-4　性染色体异常疾病鉴别

疾病病项目	染色体	表型	发病机制	生殖器官	检验检查	临床表现	治疗原则
先天性卵巢发育不全（Turner syndrome）发生率为 22.7/100 000	45,X（60%）嵌合体（25%）	女性	双方配子结合过程中染色体不分离	女性幼稚型外阴，卵巢成条索状	FSH、LH 升高；E_2 甚低	身材矮小，躯体发育不良，颈蹼，肘外翻，乳房不发育	促身高及性器官发育，可用激素，可施行阴道扩张成形
XO/XY 性腺发育不全（mixed gonadal dysgenesis, MGD）发生率为 1.5/10 000	XO/XY 嵌合体（极少数）	女性	45,XO 细胞系占优势而嵌合体型的机制尚不清楚	外生殖器官模糊不清，可呈男性型或女性型	FSH、LH 升高；T 降低	出生时以女性抚养，青春期出现男性表现	凡有 Y 染色体而性腺发育不全者，恶性肿瘤概率为 20%～30%，故应早期切除性腺
超雌/多 X 综合征（superfemale syndrome）发生率为 1/（1000～2000）	47,XXX48,XXXX	女性	双亲（多为母方）同源染色体单体不分离而形成多余的 X 染色体，与母方妊娠时年龄过大有关	女性外生殖器官	FSH、LH 可升高	有生育力，子代核型正常部分卵巢功能低下，躯体障碍，精神缺陷	激素替代
曲细精管发育不全（Klinefelter syndrome）发生率为 1/（600～1000）	47,XXY	男性	由母源性染色体减数分裂时不分离，出现 XX 配子所致，亦可由父源性染色体与 Y 染色体不能重组、性染色体不能分离，出现 XY 与正常的 X 或 Y 配子结合形成 47,XXY。与年龄大有关	男性生殖器官，阴茎小，睾丸小而硬，多降至阴囊	FSH 升高，T 低；尿 17-羟、17-酮降低	身材瘦高，细长，向男无喉结，性分化，性欲低下，睾丸活检细精管曲玻璃样变，无生精能力	补充雄激素，寿命短于正常男性

续表

疾病项目	染色体	表型	发病机制	生殖器官	检验检查	临床表现	治疗原则
真两性畸形（卵睾型 DSD）（true hermaphroditism, TH）发生率为 1/20 000	46,XX（60%）46,XY（7%）46,XX/46,XY（33%）	两性表现	系常染色体隐性遗传，机制复杂，一般认为，以 X-Y 异常交换学说来解释	两性表现的程度取决于体内的优势性激素	尿 17-羟固醇可正常，E_2 升高为正常 2 倍，雄激素明显升高	临床分型：分侧型（40%）、单侧型（40%）和双侧型（20%）青春期可有周期性血尿、外生殖器畸形、隐睾，腔镜性腺活检可确诊	依据抚养要求决定处理方式，可切除性腺，整形外生殖器官
XYY 综合征（supermale syndrome）发生率为 1/1000	47,XYY	男性	性染色体为 XYY，而常染色体正常	可有隐睾，尿道下裂或阴唇裂，小阴茎或有隐匿性精子		身材高大，智力较差，性格改变	

第五节 性腺发育不全

胚胎不同时期，因为某些因素的影响可导致性腺发育不全或退化。若卵巢发育不全，生殖器官仍为女性；若睾丸发育不全或退化，生殖器官可以从完全女性到男性尿道下裂各种不同程度的发育异常，而性染色体正常。

一、XY单纯性腺发育不全

46,XY单纯性腺发育不全（46,XY pure gonadal dysgenesis）于1955年由Swyer首次提出，故又称Swyer综合征，发生率为1/100 000。

1.发病机制 若一个缺乏睾丸决定因子（TDF）Y染色体的精子与卵子结合，则将形成核型为46,XY而性腺为卵巢的46,XY卵睾型DSD向女性方向发展。这是因为Y染色体缺乏TDF因子，中肾管不发育，无睾丸发育；副中肾管未被MIS抑制而发育为输卵管、子宫、阴道上段和女性外阴。其发病机制可能的解释：由于*SRY*基因高迁移率族蛋白框被突破，或*SRY*基因的侧翼序列或下游靶基因突变，或*SRY*基因缺失；也可能性染色体和常染色体之间易位，或参与决定性别的其他基因突变等。总之，Swyer综合征是由多个基因异常共同作用引起的性发育异常，有些问题尚需深入探讨。

2.临床表现 患者身材高，四肢长，指距大。多有原发性闭经，第二性征发育欠佳，可伴躯干异常及尿路结石。智力、精神、行为均正常。内外生殖器官多表现为女性幼稚型（图5-11）。性腺呈条索状，易发生生殖细胞肿瘤，发生率为20%～30%。实验室检查示FSH、LH水平升高，E_2水平降低，睾酮水平接近正常范围或稍高。染色体为46,XY。卵巢活检为条索状性腺。

本症应与完全型雄激素不敏感综合征、46,XY 17α-羟化酶缺乏相鉴别（表5-5）。

3.临床处理 因该病性腺易发生胚胎性恶性肿瘤，一旦早期诊断即行手术切除。保留子宫和输卵管，以备接受赠卵妊娠。青春期后，可用雌、孕激素替代疗法，以促进第二性征发育及预防骨质疏松。

二、XX单纯性腺发育不全

46,XX单纯性腺发育不全（pure gonadal dysgenesis，PGD）系指不具备Turner综合征的性腺发育不全。

1.发病机制 确切的发病机制尚不清楚。有学者认为，该病起初其性腺及内外生殖器官发育是正常的，继而在胎儿发育的不同时期出现性腺细胞过快丢失而导致早衰，或

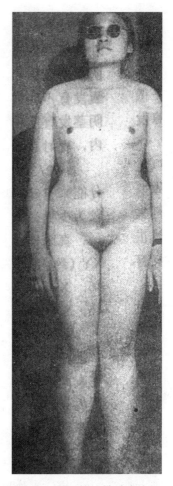

图5-11 XY单纯性腺发育不全

表5-5　46,XY单纯性腺发育不全鉴别

项目	46,XY单纯性腺 发育不全	完全型雄激素 不敏感综合征	46,XY 17α- 羟化酶缺乏
原发性闭经	+	+	+
乳房发育	−	+	−
阴道	有	盲端	有或盲端
宫颈	有	无	有或无
子宫	有	无	有或无
人工周期撤退出血	有	无	有或无
性腺	睾丸（条索）	睾丸（发育不全）	睾丸（发育不全）
雄激素	正常，可升高	正常或升高	降低
高血压	−	−	+
低血钾	−	−	+
染色体	46,XY	46,XY	46,XY
性腺	睾丸（条索）	睾丸（发育不全）	睾丸（发育不全）

与LH受体基因突变相关。

2.临床表现　原发性闭经，体格发育基本正常，但第二性征发育差。外生殖器官呈女性型，子宫发育不良，卵巢呈条索状。实验室检查示血E_2、P水平低下，T可正常，17-羟孕酮正常，FSH、LH水平明显升高。

3.临床处理　临床上，采用雌、孕激素序贯治疗可维持第二性征及生理功能。可有撤退出血，但无排卵。

三、睾丸退化

睾丸退化（testis regression）系指胚胎10周，因某些原因，如睾丸血管的意外或睾丸扭转及家族性等导致睾丸功能停止而引起的生殖器官异常，但确切的原因尚需研究。

1.发病机制　若胚胎期睾丸在退化之前的一段时间有功能，可分泌睾酮和MIF，则内外生殖器官表现为一定程度的男性化，如附睾的形成、小阴茎或阴蒂增大、阴唇融合等，但无子宫，阴道呈盲端。若胚胎期睾丸退化，不再分泌睾酮和MIF，则内外生殖器官不再向男性分化，表现为外生殖器官性别模糊。只要睾丸退化，其功能停止后就不会再次启动。这是睾丸自身的异常所致，即出生后不再可能有性腺的继续发育和康复。

2.临床表现　身材高大，喉结稍突，乳房不发育，乳距宽，多数按女性抚养（幼稚女性）。由于雄激素作用不全，中肾管部分发育可形成附睾和精索。外生殖器官性别模糊，即阴唇融合，阴蒂增大，阴道呈盲端（图5-12）。睾丸可完全消失或有发育不

良的小睾丸（拇指肚大）位于腹腔、腹股沟或假阴囊内。性激素检查随年龄不同而不同，儿童期FSH水平基本正常；青春期FSH水平明显上升，T、E_2水平明显下降，HCG刺激实验无反应。染色体为46,XY。手术证实无子宫及输卵管。最后病理证实为退化的睾丸。

3.临床处理　按女性抚养者，因睾丸发育不全或退化，易发生肿瘤，应行睾丸切除术，术后激素替代治疗，以维持女性性征及预防骨质疏松。按女性外阴整形、阴道成形。个别患者及家属非常愿意按男性抚养者也应切除退化的睾丸，术后给予雄激素替代治疗。

四、真两性畸形

性腺发育异常疾病的鉴别见表5-6。

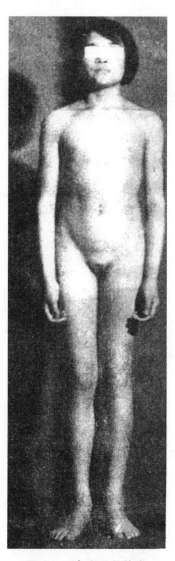

图5-12　睾丸退化体态

表5-6 性腺发育异常常疾病的鉴别

疾病项目	染色体	表型	发病机制	生殖器官	检验检查	临床表现	治疗原则
XY单纯性腺发育不全（46,XY pure gonadal digenesis or Swyer syndrome）	46,XY	男性体型 第二性征差	若一个缺乏TDF Y染色体的精卵结合则形成46,XY；而性腺为卵巢的46,XY卵巢型DSD向女性发展	无睾丸；有子宫、输卵管；阴道上段和女性外阴多为幼稚型；卵巢呈条索状	FSH, LH升高；E_2降低；T接近正常	身材高，四肢长，指距大，第二性征差	生殖细胞肿瘤发生率为20%~30%，早期手术，可保留输卵管、子宫，激素替代
XX单纯性腺发育不全（46,XX pure gonadal dysgenesis）	46,XX	女性体型 第二性征差	不清楚。有人认为，起病初期性腺正常，而发育过程中性细胞过快丢失或LH受体突变	外生殖器成女性，内生殖器发育不良	FSH, LH升高；E_2、P降低；T正常；17-羟孕酮正常	体格发育正常，第二性征差	雌、孕激素序贯疗法
睾丸退化（testis regression）	46,XY	男性体型 第二性征差	胚胎10周内，因某些原因导致睾丸的意外或睾丸扭曲等，或具家族性而引起功能停止。确切原因尚不清楚	外生殖器模糊，睾丸消失或隐睾，可有附睾或精索，无子宫和输卵管	FSH升高；E_2、T降低；HCG刺激试验无反应。病理证实为正常睾丸	身材高大，喉结突，多按女性抚养	因易发生肿瘤，应切除性腺，术后激素替代

真两性畸形（表5-4）

第六节　性激素与功能异常

本组患者是指性激素的合成（图5-13）及其功能异常所引起的性发育异常。其发生的条件需要有分泌激素的细胞，合成时需要有多种酶，作用时需要有相应的受体。倘若任何一个环节发生障碍，将会影响性激素的产生和效果，会导致各种性发育异常。

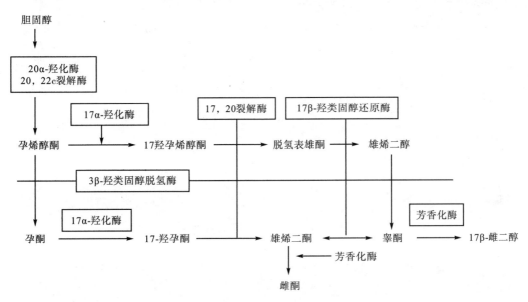

图5-13　性激素合成途径

一、雄激素过多

1.肾上腺皮质增生　先天性肾上腺皮质增生（congenital adrenal hyperplasia，CAH）是指胎儿肾上腺合成皮质酮的缺陷。肾上腺皮质在合成类固醇的过程中缺乏 21α-羟化酶或 11β-羟化酶而引起过多的雄激素（图5-14），使女性男性化，男性性早熟。女性染色体为46,XX，有卵巢、输卵管、子宫，但外生殖器官有不同程度的男性化表现，阴蒂增大，但阴囊内无睾丸（图5-15）。

（1）发病机制：本病为常染色体隐性遗传疾病。肾上腺类固醇的合成原料为胆固醇，糖皮质激素皮质醇从 17α-羟孕酮合成，盐皮质激素醛固酮从孕酮合成，性激素从 17α-羟孕酮合成。

肾上腺位于肾脏上端，分为髓质（在内）及皮质（在外）。皮质占绝大部分，又分为外层、中层、内层三层，外层（球状带）占皮质的 $5\% \sim 10\%$，是盐皮质激素的唯一来源；中层（束状带）约占皮质的75%，主要分泌糖皮质激素皮质醇；内层（网状带）主要合成雄激素和少量雌、孕激素。CAH是因肾上腺皮质中某些激素合成酶的缺陷而引发的疾病。另外，肾上腺皮质的中层、内层的分泌功能均受垂体的肾上腺皮质激素（ACTH）的调节。因此，在肾上腺皮质激素合成过程中需要的酶缺乏（21α-羟化酶、11β-羟化酶）导致糖皮质激素和盐皮质激素分泌不足，血中皮质醇降低，对垂体的负反馈作用（抑制）

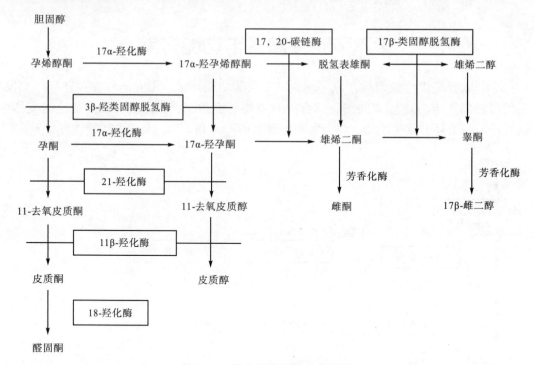

图5-14 肾上腺类固醇合成途径

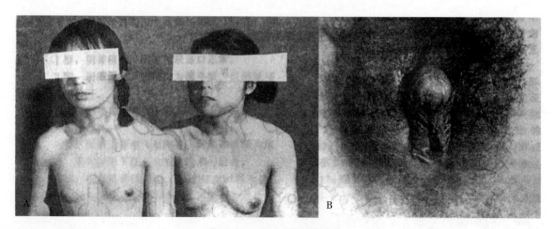

图5-15 肾上腺皮质增生
A.姐妹同病；B.阴蒂肥大（Ⅳ型）

减弱或消除，ACTH增多，刺激肾上腺皮质增生。另外，皮质激素合成酶的不足（绝大部分是21α-羟化酶），中间的代谢产物（雄激素类）堆积，使女性表现出不同程度的男性化，外生殖器官呈两性畸形。21α-羟化酶基因定位于6号染色体。CAH并不影响女性胎儿输卵管、子宫和阴道上段的分化，而阴道下段与外阴的分化发育可能受到影响。

（2）临床表现：男性体型，多毛，音调低沉，乳房不发育。骨骺愈合早，生长快。婴儿期外阴呈两性畸形表现；成人则闭经，子宫不发育。若21α-羟化酶严重缺乏，盐皮质激素醛固酮生成受阻，常有呕吐、失盐、脱水表现；而11β-羟化酶缺乏时，去氧皮质酮增多，血压升高，而无失盐表现。实验室检查示雄激素及17α-羟孕酮水平升高。男性染色体为46,XY，女性染色体为46,XX。

总之，婴儿有外生殖器畸形、高血压、脱水或失盐表现；成人女性有原发性闭经或男性化表现，结合实验室检查结果应考虑本症。但应注意与分泌雄激素的肿瘤相鉴别。

（3）临床处理：①保守治疗，足量肾上腺皮质激素以抑制CRH-ACTH的分泌，从而抑制产生过多的雄激素。用乙酸可的松、氢化可的松或泼尼松均可，初始大剂量5～7天，继后减量维持至17α-羟孕酮水平在正常范围，如可的松25～37.5mg（10岁内患儿），晨服全量的40%，如遇到感染、外伤或手术等应激情况，可增量1～3倍。患儿年龄越小，初始治疗越早则效果越好。青春期治疗后部分患者可来月经、排卵或妊娠。失盐型患者，应积极抢救性治疗，否则预后不良。若妊娠后应产前遗传咨询，羊水穿刺诊断；还要严密监测糖皮质激素、盐皮质激素的变化；首选氢化可的松，因其可被胎盘灭活不影响胎儿，而地塞米松不被灭活会使胎儿肾上腺被抑制。②手术治疗，整形女阴，将增大的阴蒂实施保留血管神经的阴蒂部分切除，扩大融合的会阴，使之类似阴唇。

2.非肾上腺来源的雄激素过多

（1）外源性雄激素过多：较少见，孕期因某些原因服用合成孕激素药物，如炔诺酮、异炔诺酮、睾酮等（图5-16），可引起女性胎儿外生殖器男性化。但用天然的黄体酮，外生殖器官不受影响。

（2）母源性雄激素过多：母体孕期卵巢有分泌雄激素的肿瘤，可使女胎男性化。目前Prader根据外阴不同程度的男性化而分为以下五型：①Ⅰ型，阴蒂稍大，阴道与尿道口正常；②Ⅱ型，阴蒂较大，阴道口为漏斗形，但两口均能分开；③Ⅲ型，阴蒂显著增大，上述两个开口均为一个共同的尿生殖窦；④Ⅳ型，阴蒂显著增大如阴茎，其底部为尿生殖窦，似尿道下裂，生殖隆起部分融合；⑤Ⅴ型，阴蒂似阴茎，尿道口在阴茎头部，生殖隆起完全融合，常误认为有隐睾与尿道下裂的男性（图5-17）。

二、雄激素缺乏

雄激素主要由睾丸间质Leydig细胞及肾上腺皮质内层网状带细胞产生。其合成受四种基因编码（*WT1*基因、*SF-1*基因、*SRY*基因、*SOX9*基因）的多种酶调控［17α-羟化酶（P450C17）、5α-还原酶、P450SCC裂解酶、3β-羟类固醇脱氢酶（3β-HSD）、17，20-裂解酶（P450CC17）和17β-羟脱氢酶（17β-HSD）］，并通过雄激素受体发挥作用。其中，任何一个环节异常，均可导致雄激素缺乏。现将临床上常见的两种酶的缺乏分述如下。

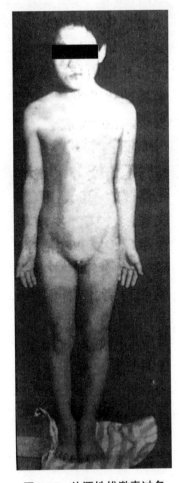

图5-16 外源性雄激素过多

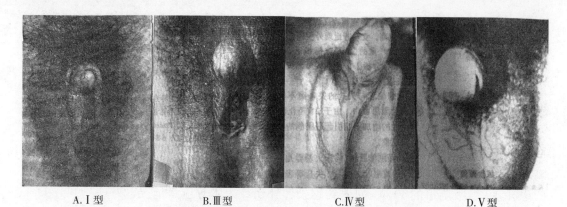

A. Ⅰ型　　　　　B. Ⅲ型　　　　　C. Ⅳ型　　　　　D. Ⅴ型

图 5-17　Prader 对 CAH 女性外生殖器男性化分型

Ⅰ、Ⅲ、Ⅳ型为 21α- 羟化酶缺乏，Ⅴ型为 11β- 羟化酶缺乏

1. 17α- 羟化酶缺乏　该酶是肾上腺皮质增生症中的一种，存在于肾上腺和性腺。

（1）发病机制：此酶缺乏时，17α- 羟化酶作用受阻，明显减少了肾上腺合成皮质醇、睾酮、雌二醇及其他相应代谢产物。17α- 羟化酶缺乏（17 alpha-hydroxylase）是 *CYP17* 基因突变引起的一种常染色体隐性遗传病。*CYP17* 基因位于 10 号染色体长臂，其编码蛋白同时具有 17α- 羟化酶和 17，20- 裂解酶的作用，可催化孕烯醇酮和孕酮转化为 17α- 羟孕烯醇酮和 17α- 羟孕酮。后两者又在 17，20- 裂解酶作用下转化为脱氢表雄酮（DHEA）和雄烯二酮，*CYP17* 基因突变可导致 17α- 羟化酶和 17，20- 裂解酶的缺陷而引起雄激素和糖皮质激素合成障碍，导致雄激素缺乏（图 5-13）。

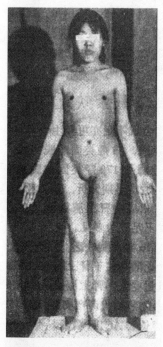

（2）临床表现：身材高，指间距宽，骨龄滞后。第二性征不发育，可有乳腺，原发性闭经。无喉结，高血压，低血钾，抵抗力低，易感冒。染色体为 46，XY，其外阴表现女性幼稚型，无腋毛、阴毛，性腺为发育不全的睾丸，可位于腹腔或腹股沟内或阴唇；附睾或输精管基本正常或发育不良。无子宫及输卵管，阴道浅呈盲端。女性患者因雌激素合成受阻而卵巢发育不全，外生殖器官呈幼稚型，但无生殖道畸形（图 5-18）。实验室检查示血 ACTH、LH、FSH、P 水平升高；E_2、T、17- 羟孕酮（17-OHP）水平降低。

总之，第二性征不发育，伴高血压、低血钾、原发性闭经及上述实验室检查结果，诊断并不困难。本病性染色体为 46，XY，应与单纯性性腺发育不全和完全型雄激素不敏感综合征相鉴别。

（3）临床处理：①手术治疗，46，XY 患者切除发育不全的睾丸，以防肿瘤发生，若外生殖器官模糊，可施行外阴整形术。②保守治疗，糖皮质激素（地塞米松，泼尼松等）替代治疗，治疗后血压下降，血钾上升。46，XX 患者不需手术，青春期需用雌激素替代治疗，促进第二性征发育，防止骨质疏松。

图 5-18　17α- 羟化酶缺乏
（右腹股沟有性腺）

2. 5α-还原酶缺乏 由于靶器官局部组织产生的5α-还原酶不足（5α-reductase deficiency），不能催化睾酮转化为双氢睾酮，引起患者男性外生殖器官发育异常，系常染色体隐性遗传病，染色体为46,XY。

（1）发病机制：睾酮和双氢睾酮是最具生物活性的雄激素，睾酮和雄烯二酮在皮肤和尿生殖窦组织中，经5α-还原酶催化为双氢睾酮而发挥效应。双氢睾酮为内在分泌激素，在靶组织中形成并发挥作用，是未分化外阴衍化成男性外生殖器官的关键雄激素，若其分泌不足会引起外生殖器、尿道、前列腺发育障碍。

目前已知，5α-羟化酶分Ⅰ型、Ⅱ型同工酶基因。Ⅰ型酶基因定位于5号染色体短臂1区5带（SRD5A1，5p15）；Ⅱ型酶基因定位于2号染色体短臂2区3带（SRD5A2，2p23）。Ⅱ型的生物效应远大于Ⅰ型，对男性外生殖器官分化发育Ⅱ型起决定性作用。若其分泌不足（或缺陷）可导致男性假两性畸形。

（2）临床表现与诊断：婴儿期（60%）男性性别模糊，外阴类似女性，但腹股沟或阴唇下有睾丸、小阴茎、尿道下裂等。往往婴儿按女性抚养。进入儿童期、青春期后，表现为男性第二性征，肌肉发达，有性欲，但痤疮、体毛稀少。超声或MRI检查示副中肾管系统未发育。实验室检查示T、E_2水平正常，T/DHT升高，FSH、LH水平可轻度升高。确诊需测定5α-还原酶活性及基因检测。

（3）临床处理：必须早期诊断，以选择男性抚养为好。纠正异位睾丸，实施睾丸阴囊固定术。倘若患者及家属坚持按女性抚养，应切除男性性腺，外阴整形成女性，长期雌激素替代，但不能生育。

3. 雄激素不敏感综合征 雄激素不敏感综合征（androgen insensitivity syndrome，AIS）占46,XY,DSD的50%～70%，新生男孩的发病率为1/64 000～1/20 000，临床较常见。

（1）发病机制：该病系靶器官上的雄激素受体（androgen receptor，AR）基因突变或发生障碍所引起，与对雄激素不起反应有关。本病为X性连锁隐性遗传病，即通过女性携带者遗传后代，后代男性1/2发病，女性1/2为携带者。雄激素受体基因定位于X染色体（Xp11～Xq13）上。雄激素受体于外生殖器官高表达。若其基因突变即可引起AIS。现已弃去睾丸女性化的名称，患者染色体为46,XY。个别患者体内睾酮经芳香化酶催化为雌激素，使第二性征呈女性表现。根据患者有无男性化表现，将AIS分为完全型AIS（complete AIS，CAIS）和不完全型AIS（incomplete AIS，IAIS）两类。

（2）临床表现：①完全型AIS，染色体为46,XY，但系女性第二性征表现，自幼按女性抚养（图5-19）。身高介于男性和女性平均身高之间，乳房发育，乳晕苍白，体毛稀少。外生殖器呈女性，但

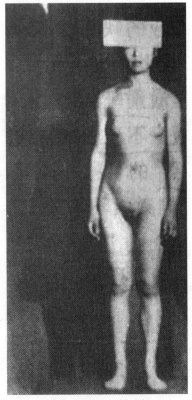

图5-19 雄激素不敏感综合征（CAIS）

大小阴唇发育差，阴道呈盲端，无宫颈、子宫、输卵管及阴道上段。这是因为睾丸能生成正常的MIS米勒管被抑制的缘故。性腺睾丸正常，位于腹腔、腹股沟或大阴唇内。附睾和输精管发育不良或缺如。实验室检查示血T、FSH水平及尿17-羟孕酮均为正常男性水平，而LH却升高，E_2略高于男性而低于女性。睾丸活检，间质细胞增生或呈腺瘤样结构。②不完全型AIS，染色体为46,XY，而部分雄激素受体不足或缺陷，机体对雄激素有部分生物效应。身材一般，男性第二性征发育差，乳房不发育，自幼按男性抚养。外阴呈不同程度的男性化表现，即增大的阴蒂似阴茎，部分或全部阴唇融合，尿道下裂或阴道呈浅凹陷（图5-20）。无精、少精或不育。实验室检查示血FSH、LH、T、E_2为正常男性水平或略高。

（3）临床处理：确诊后，手术时机和方式应根据其社会性别、AIS类型、睾丸部位及外生殖器官畸形程度而定。CAIS因其女性化程度较高，仅切除双侧性腺即可。IAIS按女性抚养者需切除双侧性腺，外阴整形，术后长期应用雌激素，以维持女性第二性征；若按男性抚养，需手术纠正隐睾，整形外生殖器，应定期随访。有关手术时机尚未完全统一，尽量在青春期前切除性腺，有报道称，在2个月的新生儿中发现有性腺原位癌，青春期有浸润性精原细胞瘤。

性激素与其功能异常的识别见表5-7。

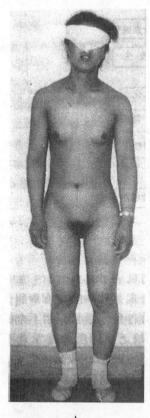
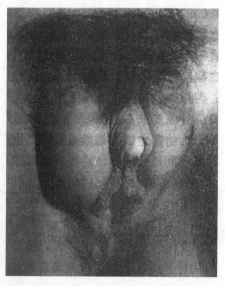

A   B

图5-20　雄激素不敏感综合征（IAIS）

A.乳房略发育，46,XY；B.阴蒂增大，双侧大阴唇内有睾丸

表 5-7 性激素与功能异常常疾病鉴别

疾病项目		染色体	表型	发病机制	生殖器官	检验检查	临床表现	治疗原则
雄激素过多	肾上腺皮质增生（CAH）	女性46,XX 男性46,XY 此酶基因定位6号染色体，为隐性遗传病	女性男性化，男性性早熟	胎儿肾上腺合成皮质酮缺陷，缺乏21α-羟化酶或11β-羟化酶而引起过多雄激素	女性有发育不良的子宫、输卵管、卵巢，外生殖器呈男性化	雄激素及17α-羟孕酮水平升高	男性体型，多毛，音调低沉，可失盐、脱水、高血压	足量皮质激素，如可的松、泼尼松等，整形外阴
	非肾上腺来源的雄激素过多	女性46,XX 男性46,XY	女性男性化	孕期服合成孕激素，如炔诺酮、炔诺酮、睾酮等；母源性——孕期有分泌雄激素肿瘤	外生殖器男性性	雄激素及17α-羟孕酮水平升高	男性体型	预防为主，氢化可的松被胎盘灭活，而地塞米松不被灭活，使胎儿肾上腺被抑制
雄激素缺乏	17α-羟化酶缺乏	男性46,XY 女性46,XX 此酶基因定位10号常染色体，为隐性遗传疾病	女性幼稚型	此酶缺乏使肾上腺合成皮质酮、睾酮，雌二醇等明显减少	呈女性幼稚型，常为隐睾，无子宫、输卵管；若为女性卵巢发育不全，无生殖道畸形	ACTH、FSH、LH、P升高；E₂、T、17-OHP降低	身材高，指距宽，骨龄滞后，乳房不发育，高血压，低血钾	46,XY患者切除睾丸，整形外生殖器 46,XX患者激素替代，无须手术
	5α-还原酶缺乏	I型酶基因定位于5号染色体；II型基因定位于2号染色体，46,XY常染色体隐性遗传	男性体型，第二性征差	靶器官组织产生此酶不足，不能使睾酮转化为双氢睾酮，使男性外生殖器发育异常	外生殖器官，尿道、前列腺发育异常	T、E₂水平正常；T/DHT水平升高；FSH、LH水平升高	婴儿期多按女性抚养，儿童期多按男性抚养	以男性抚养为好，施睾丸阴囊固定术；若按女性抚养，切除睾丸，整形外阴、激素替代

续表

疾病项目	染色体	表型	发病机制	生殖器官	检验检查	临床表现	治疗原则
雄激素缺乏 雄激素不敏感综合征（AIS）	46,XY，为X-性连锁隐性遗传，AR基因定位于X染色体上	男性体型，第二性征差	靶器官AR基因突变或发生障碍，个别患者睾酮经芳香化酶作用变为雌激素，使第二性征呈女性。根据有无男性化表现又分为完全型AIS（CAIS）和不完全型AIS（IAIS）	外生殖器呈女性，阴道呈盲端，无女性内生殖器官；睾丸正常（多为隐睾），附睾、输精管发育不良	血T，FSH及尿17α-羟孕酮均为男性水平；E₂，LH水平升高，睾丸活检间质细胞增生或呈腺瘤样结构	自幼按女性抚养，第二性征；按男性，第二性征发育差	CAIS仅切除性腺；IAIS按女性抚养，切除双侧性腺，整形外阴，长期用雌激素；若按男性抚养，需纠正隐睾，整形外生殖器，定期随访。应在青春期前施术

病例与解析

病例一

患者李某，女性，21岁，农民，主因自幼无月经来潮于2012年6月26日门诊就诊。

体格检查：身高145cm，体重48kg，上睑下垂，耳大而低，颈蹼，肘外翻，乳房未发育。外阴呈幼女型但棉签探入阴道约8cm。双侧腹股沟未触及肿物。直肠指检示：盆腔空虚。

辅助检查：妇科彩超显示盆腔未探及子宫，双卵巢显示不清。激素测定：FSH 5.20mU/ml，LH 14.7mU/ml，E_2 20.00pg/ml，P 0.9ng/ml，PRL 8.3ng/ml，T 0.3ng/ml。染色体为45,XO。

初步诊断：先天性卵巢发育不全（Turner综合征）。

治疗经过：小剂量雌激素治疗（补佳乐）。

解析：先天性卵巢发育不全是性染色体异常的一种常见的性发育异常，因缺少一条X染色体，卵泡在胚胎时期耗竭加快，青春期第二性征发育欠佳、身材矮小、骨质疏松等。特别注意的是，该类患者如果未使用外源性性激素治疗，但乳房发育、阴毛生长，应注意是否有性腺母细胞瘤。治疗目的是促身高及生殖器官发育，防止骨质疏松，应给予小剂量雌激素或人工周期及补钙治疗。具体用法：促身高可用苯丙酸诺龙每次25mg，每2周1次，共3～6个月。雌激素治疗最好选择在15岁以后应用，还可用生长激素治疗（20岁之前）。如果患者有子宫（尤其是嵌合型染色体）可考虑用ART技术解决生育问题。

病例二

患者尹某，22岁，社会性别女性，未婚，无职业，主因外阴发育异常于2014年3月18日入院。

10年前主因外阴发育异常诊断为男性假两性畸形、尿道下裂、右侧隐睾，在院外施双侧睾丸切除术，病例诊断为睾丸组织，术后一直服用补佳乐，按社会性别女性生活。

体格检查：乳房未发育，阴阜部无阴毛，其他部位阴毛稀疏，阴蒂大小正常。尿道口存在。直肠指检示：盆腔空虚，可触及腹膜反折，无阴道。

辅助检查：妇科彩超显示盆腔未探及子宫，未见占位性图像。激素测定：hFSH 8.3mU/ml，hLH 4.85mU/ml，ESTRDL 25.00pg/ml，P 0.62ng/ml，T 0.37ng/ml。染色体为46,XY。

初步诊断：雄激素不敏感综合征（完全型）。

鉴别诊断：

（1）阴道闭锁：有子宫，阴道上中段存在，闭锁的阴道上段有经血积成包块，且有周期性腹痛。

（2）女性假两性畸形：女性内生殖期存在，但外阴有不同程度的男性化。尿道似男性尿道下裂。

治疗经过：患者及家属要求按女性生活，于3月25日施单孔腹腔镜下乙状结肠代阴道成形术。术中所见：输卵管、卵巢缺如，无子宫，乙状结肠段系膜及血管发育好。手术顺利，术后常规处理，于4月5日满意出院。

病例三

患者郭某，17岁，社会性别女性，学生，入院日期：2013年7月29日。主因无月经来潮，无周期性腹痛而就诊。无特殊病史陈述。

体格检查：乳房未发育，阴毛较密，阴蒂头直径约1cm、阴蒂长2.5cm，其下方见尿道口，于两侧相当于大阴唇处触及块状物约2cm×1.5cm，可移动至阴阜周围，未见阴道口。直肠指检示：盆腔空虚。

辅助检查：妇科超声提示双侧腹股沟处低回声包块（睾丸？）。激素：hFSH 27.89mU/ml，hLH 6.18mU/ml，E_2 20.00pg/ml，P 0.11ng/ml，T 3.49ng/ml，PRL 4.37ng/ml。染色体为46,XY。

初步诊断：雄激素不敏感综合征（不完全型）。

诊治经过：患者及家属要求按女性生活。于7月3日施腹腔镜双侧睾丸切除术，手术顺利，于8月6日出院。病理诊断：双侧睾丸及附睾组织。

解析：上述两例均属于雄激素不敏感综合征，根据有无男性化表现又分为完全型（病例二）和不完全型（病例三）。本症在DSD中并非罕见，占46,XY DSD的50%～70%，新生男婴的发病率为1/64 000～1/20 000。本病为X性连锁隐性遗传，约1/3患者为新生儿发生基因突变，由于X长臂（Xq11～12）上的雄激素受体基因发生突变（1000余种基因突变类型），导致雄激素的正常效应全部或部分丧失，由于靶器官-外生殖器雄激素受体缺乏，不能与游离睾酮结合发挥雄激素的作用，而睾酮经芳香化酶催化形成雌激素，使第二性征呈女性化表现：女性外生殖器、阴道盲端、无子宫、通常有乳腺发育，双侧睾丸可位于腹腔、腹股沟管或大阴唇。患者可能会由于睾丸降至腹股沟管后停止下降而形成腹股沟疝，本文中1例即因腹股沟疝手术时发现为睾丸组织，因此对青春期前患有腹股沟疝的女孩，应注意该病的可能，进行细胞遗传学检查有一定的价值。发育不良的睾丸易发生肿瘤，25岁之后恶性肿瘤发生的风险为2%～5%，通常需切除睾丸。完全型雄激素不敏感综合征（CAIS）应与46,XY单纯性腺发育不全和17α-羟化酶缺乏相鉴别。

（1）46,XY单纯性腺发育不全：患者乳房不发育，有阴道及子宫，睾酮水平低下。

（2）17α-羟化酶缺乏：患者乳房发育欠佳，阴道呈盲端，有或无子宫，睾酮水平低下，有高血压及低钾血症。

（3）完全型雄激素不敏感综合征：患者乳房可发育，阴道呈盲端，无子宫，睾酮水平升高或正常。

（4）不完全型雄激素不敏感综合征：患者有乳房不发育，阴道盲端可呈浅凹，阴蒂似阴茎，阴唇部分或全部融合，无子宫，睾酮为正常男性水平。

上述患者的共同特点为性腺都是睾丸，异位的睾丸发生性细胞肿瘤的概率高达20%～30%，因此均应将睾丸切除，术后可用雌激素替代治疗以促进女性性征发育及防止骨质疏松。对于有子宫患者可用雌-孕激素替代疗法。对阴道呈盲端患者可施阴道成形术。必须指出，对 17α-羟化酶缺乏的患者，除切除发育不全的睾丸外，必须给予糖皮质激素治疗，以防低血钾、高血压的发生。

病例四

患儿杨某，社会性别女性，3岁，主因发现大阴唇肿物3年于2016年3月13日入院。

现病史：出生后家长即于患儿双侧大阴唇触及囊性肿物，活动可，未予重视，未治疗。2013年6月就诊于我院，查超声示双侧阴唇部低回声，待诊。染色体46,XY。未治疗。今为求进一步诊治就诊于我院。

既往及家族史：既往体健。父母亲体健，1兄体健，家族中无同类疾病病史。

体格检查：无特殊。幼女外阴，双侧大阴唇饱满，可触及囊性包块，大小约2cm×1cm，活动可，可上推至腹股沟，阴蒂稍粗大，约0.6cm×0.4cm，见尿道口，未见阴道。直肠指检示：未触及阴道，盆腔空虚。

辅助检查：腹部超声，双侧阴唇部低回声；染色体，46,XY。

初步诊断：雄激素不敏感综合征。

诊疗经过：入院后完善相关检验，无明显手术禁忌。于2016年3月15日在全身麻醉下行腹腔镜双侧性腺切除术，术中探查见盆腔空虚，未见明显条索状组织。施术：以右侧为例，于圆韧带起始部附近打开腹膜，暴露腹股沟管内口，钳夹牵拉精索系膜等组织，自腹股沟管牵出发育不全睾丸样白色组织，电凝并切断米勒管残迹、精索系膜等。将残端缝合于腹股沟管内口处，且腹股沟管内口处的破损腹膜用可吸收线缝合加固。同法处理左侧。右侧创面放置可吸收止血纱布一块止血。双侧均腹膜化。标本袋取出标本，生理盐水冲洗盆腔、腹腔，查无活动性出血，透明质酸钠10ml置入盆腔，术毕。大体标本：切开睾丸样白色组织，实性，质韧。术后给予抗炎、补液治疗。病理回报：双侧股管内均可见纤维性包膜包裹的未完全发育之曲细精管和输精管结构。术后恢复可，于术后第4天出院。

解析：完全性雄激素不敏感综合征一定要与XY单纯性腺发育不全及46,XY 17α-羟化酶缺乏鉴别。三者的外生殖器均表现为女性，主要鉴别点如下：

（1）XY单纯性腺发育不全特点是乳房不发育、有阴道、有子宫及睾酮水平低下。

（2）46,XY 17α-羟化酶缺乏特点是乳房不发育、阴道盲端、有或无子宫、睾酮水平低下、有低钾血症及高血压。

（3）完全性雄激素不敏感综合征特点是乳房发育好、阴道盲端、无子宫及睾酮水平正常或升高。

临床上遇到外生殖器性别不清的新生儿时，如诊断不清，应尽快转往有经验的医院，以便尽早得以确诊。应仔细询问孕期用药史及家族史，体检时尤应注意阴蒂的大小、阴唇融合的程度和性腺的部位。雄激素不敏感综合征一经确诊后应行性腺（睾丸）切除以防恶变。不完全型如按女性生活，需切除性腺（睾丸）+外阴矫形+阴道成形术。手术的时机和方式需根据患者的社会性别、AIS类型、睾丸的部位和外生殖器畸形的程度决定。手术后需雌激素替代维持女性第二性征。

（王振海　刘学军）

参 考 文 献

曹泽毅，2004.中华妇产科学［M］.第2版.北京：人民卫生出版社，2507.

陈青，韩文霞，廖琳，等，2010.Turner综合征［J］.山东医药，50（17）：107-108.

邓敏，赵洪福，车与睿，等，2012.真两性畸形1例报告并文献复习［J］.中国男科学杂志，26（6）：55-56.

葛秦生，2001.临床生殖内分泌学［M］.北京：科学技术文献出版社，282.

韩献芹，朱民荫，王仲祥，等，1988.真两性畸形妊娠1例［J］.中华妇产科杂志，23（1）：8.

郝凤梅，田秦杰，郁琦，2008.染色体为46,XX的17α羟化酶缺乏症8例临床分析［J］.中国实用妇科与产科杂志，（12）：934-935.

李诵弦，于传鑫，1997.实用妇科内分泌学［M］.上海：上海医科大学出版社，133-139.

陆国辉，徐湘民，2007.临床遗传咨询［M］.北京：北京大学医学出版社，35-47.

唐林，韩书心，周素珍，等，1997.一家系3例Swyer综合征报告［J］.中国优生与遗传杂志，（1）：97-98.

田秦杰，葛秦生，2001.性分化与发育异常的新分类［J］.中国实用妇科与产科杂志，17（4）：197-199.

田秦杰，何方方，邓成艳，等，2001.外生殖器性别不清的鉴别诊断与处理［J］.生殖医学杂志，10（4）：195-200.

田秦杰，林姬，陈蓉，等，2008.睾丸退化的临床特征与鉴别诊断-附5例临床报告［J］.生殖医学杂志，17（3）：178-182.

田秦杰，刘慧，郎景和，2004.完全型雄激素不敏感综合征的临床特征与变异［J］.中国实用妇科与产科杂志，20（12）：723-725.

田玉梅，叶军，韩连书，等，2006.不同初治年龄对先天性肾上腺皮质增生症患儿发育的影响［J］.中国实用儿科杂志，21（4）：272-273.

王卫萍，崔英霞，2010.性发育疾病新的分类和基因诊断［J］.中国优生与遗传杂志，（2）：5-7.

谢志红，2013.女性生殖系统发育异常诊断治疗学［M］.合肥：安徽科学技术出版社，239-246.

于传鑫，2004.实用妇科内分泌学［M］.上海：复旦大学出版社，182-202.

张璘，任梅宏，张晓红，等，2013.胎儿染色体异常与先天畸形类型关系的研究［J］.实用妇产科杂志，29（2）：106-109.

张栩，曹明锋，孔磊，等，2010.Klinefelter综合征［J］.山东医药，50（17）：107.

左伋，2008.医学遗传学［M］.北京：人民卫生出版社：112-114.

Joe Leigh Simpson，Sherman Elias，2005.妇产科遗传学［M］.北京：人民卫生出版社，245-252.

Ortenberg J，Oddoux C，Craver R，et al，2002. Sry gene expression in the ovotestes of XX true hermaphrodites［J］.Journal of Urology，167（4）：1828-1831.

Otter M，Schrander-Stumpel CT，Curfs LM，2010. Triple X syndrome：a review of the literature［J］. European Journal of Human Genetics，18（3）：265-271.

Robert L，Nussbaum，2007.Thompson & Thompson genetics in medicine［M］.北京：北京大学医学出版社，4.

Sohval AR，1963."Mixed" gonadal dysgenesis：a variety of hermaphroditism［J］. American Journal of Human Genetics，15（15）：155-158.

第六章

宫颈发育异常

宫颈发育异常是因米勒管尾端发育不全或停滞导致的一种先天性生殖道畸形。可与子宫、阴道发育异常相伴出现，多于青春期后因原发性闭经伴或不伴周期性腹痛就诊。相关文献多为个案报道，其真实发病率尚不清楚。

第一节　宫颈的临床解剖

1.子宫颈　宫颈位于子宫下端，上与宫体相连，下与阴道相通，呈圆柱状结构，长2.5～3.0cm（图6-1）。中部较粗，其横径为2.2～2.5cm。宫颈下端平面位于坐骨棘平面稍上方。位于阴道穹以上的部分称为宫颈阴道上部，在其两侧2cm处，输尿管向下向前通过，进入输尿管隧道，再入膀胱，而宫颈伸入阴道的部分称为宫颈阴道部。宫颈被覆鳞状上皮、光滑。在宫颈外口，柱状上皮与鳞状上皮交界处是宫颈癌的好发部位。宫颈阴道部与阴道上部几乎相等。子宫体与子宫颈最狭窄的部分称为子宫峡部，宽7～9mm，非孕期长10mm。其上端因解剖学上较狭窄，称为解剖学内口。子宫峡部在妊娠期逐渐伸展、变长、变薄，由上而下呈漏斗状扩张，形成子宫下段，临产时长7～10cm。剖宫产时，常在此处切口，出血少，愈合好；因切口位于前盆腔较低处，术后发生肠粘连的机会较少；术后盆腔感染、肠麻痹等的发生率低。

子宫峡部由黏膜、肌层和外膜构成。其黏膜有轻度周期性变化，但因缺乏螺旋动

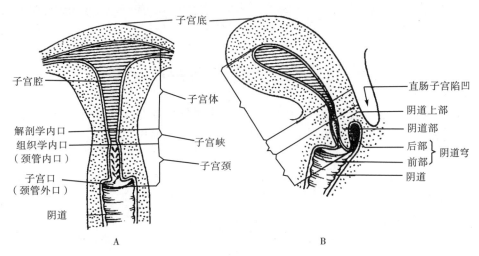

图6-1　子宫颈临床解剖

脉，月经周期不脱落。肌层由平滑肌和有弹性纤维（胶原纤维和弹性纤维）的结缔组织构成，且所占比例大于肌组织。峡部的外膜即纤维膜，环绕峡部肌层的周围，并由主韧带、宫骶韧带及耻骨宫颈筋膜附着，以加强峡部的功能。固定宫颈正常位置的韧带：宫骶韧带，前面附着于宫颈阴道上部和阴道上 1/3，绕过直肠向后达第 2～3 骶椎前面。该韧带短、厚、坚实有力，牵引宫颈向后向上，维持子宫于前倾位置。主韧带（宫颈横韧带），位于阔韧带的基底部，横行于宫颈阴道上部、子宫下部侧缘与盆壁之间，由结缔组织和平滑肌纤维组成。向下与盆膈下筋膜相连，下方与膀胱筋膜、阴道筋膜相融合。上界为子宫动、静脉，在前面与耻骨膀胱韧带相连接，后面部分向上经直肠外侧达骶骨。其功能主要固定宫颈位置，将其向后上方牵引，使其不致下垂。主韧带也是血管、淋巴流向宫颈部及阴道的通道。膀胱宫颈韧带自膀胱向后至子宫前面左右各一条，其上端起于子宫内侧，下端与子宫前面的阴道上段相连，中间与膀胱底部密接。此韧带与盆腔腹膜外组织在宫颈、阴道前壁两侧与膀胱之间形成增厚的纤维束，其作用是加强骨盆底肌肉及对阴道前壁和膀胱的支持作用。

2.血管、淋巴管和神经　宫颈的动脉来自子宫动脉的宫颈-阴道支，宫颈静脉回流到子宫阴道静脉丛，该丛于阔韧带基底部即宫颈外侧形成。此静脉丛前与膀胱静脉丛、后与直肠静脉丛相交通。其外侧回流系经过盆底，在盆底侧壁宫颈静脉进入髂内静脉。

宫颈淋巴管引流可分为三个主干（侧、后、前），侧主干又分为上、中、下三支。上支收集宫颈上部淋巴，注入髂内、外动脉之间的髂间淋巴结，当经过子宫动脉和输尿管交叉处时还注入子宫旁淋巴结；中支收集宫颈中部淋巴注入髂间淋巴结、髂外淋巴结、髂总淋巴结、闭孔淋巴结；下支收集宫颈下部淋巴，经过输尿管时转向后方注入臀上淋巴结、臀下淋巴结、骶前淋巴结和主动脉旁淋巴结。由宫颈和子宫体下部发出 3～5 条集合淋巴管注入髂外淋巴结，部分注入髂间淋巴结或腰淋巴结。少数情况下，由宫颈发出的淋巴先注入子宫旁淋巴结，然后再至上述淋巴结。另有 1～2 条集合淋巴管绕过直肠两侧，沿宫骶韧带注入骶前淋巴结或主动脉下淋巴结。宫颈的部分淋巴可注入髂内淋巴结、臀上淋巴结、臀下淋巴结。

宫颈神经来自骨盆交感神经系统，即髂内上、中、下神经丛，分布于宫颈管内膜和宫颈阴道部边缘的深部。因此，宫颈对痛觉不敏感。

第二节　宫颈发育异常的分类

1988 年美国生育学会（AFS）在 Buttram 分类系统的基础上发布了 AFS 分类，为目前被广泛接受和应用最广的分类系统。其中，宫颈发育异常分类包括：

（1）宫颈缺如。

（2）宫颈闭锁包括三种亚型，即宫颈残迹、宫颈纤维索、宫颈闭塞（图 6-2）。

（3）先天性宫颈管狭窄。

（4）宫颈角度异常。

（5）先天性宫颈延长症伴宫颈管狭窄。

（6）双宫颈等宫颈发育异常。

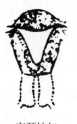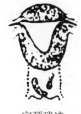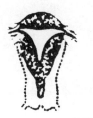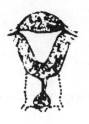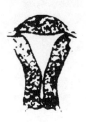

宫颈缺如　　　　宫颈残迹　　　　　　宫颈纤维索　　　　　宫颈出口闭塞

图6-2　先天性宫颈发育不全

　　此外，欧洲人类生殖与胚胎学协会（ESHRE）和欧洲妇科内镜协会（ESGE）专门成立了CONUTA工作组，于2013年发布了新的女性生殖道发育异常分类共识，其将宫颈的发育异常划分为独立的亚分类。2015年我国谢志红等根据胚胎期米勒管发育理论，结合以上的国际分类，提出了新的宫颈闭锁分型（表6-1）（详见第二章"女性生殖器官发育畸形的分类及意义"）。

表6-1　先天性宫颈闭锁的新分型

分型	月经初潮前	月经血潴留
Ⅰ型	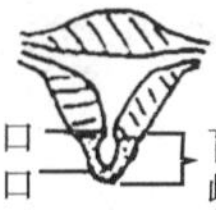 子宫解剖学内口 子宫组织学内口 盲状峡管	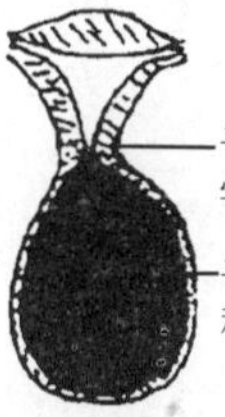 子宫解剖学内口 子宫峡部积血囊腔
Ⅱ型	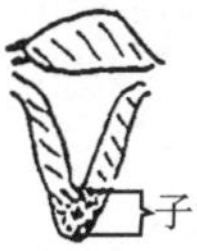 子宫峡部	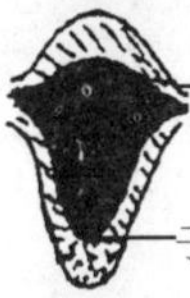 子宫体腔积血 子宫解剖学内口
Ⅲ型	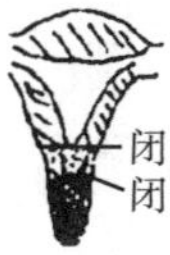 闭锁的峡部 闭锁的宫颈管	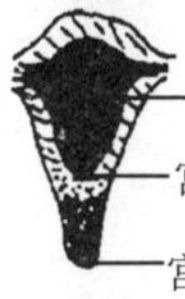 子宫体腔积血 宫颈（子宫）内品 宫颈外口
Ⅳ型	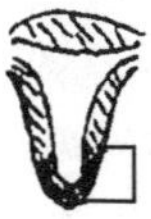 盲状宫颈管	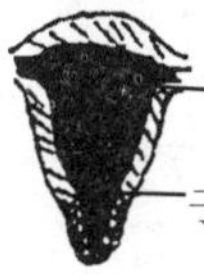 子宫腔积血 子宫组织学内口

第三节　宫颈发育不全

仅有圆形或类圆形的肌性空腔结构及子宫体部，内有功能性的内膜组织但无宫颈，常合并阴道闭锁。

一、发病机制

胚胎发育过程中米勒管尾端因某种原因发育不全或停滞，则可能出现宫颈发育异常甚至不发育。由于宫颈及阴道上段共同来源于米勒管尾端，宫颈发育异常患者约半数伴阴道上段闭锁。

二、临床表现

本病可于青春期时即出现生殖道梗阻的表现，即周期性腹痛和原发性闭经。随病程进展，部分患者可合并子宫内膜异位症，输卵管可积血积液甚至粘连，引起进行性加重的腹痛与盆腔疼痛。阴道检查可见阴道顶端为光滑盲端，未见正常宫颈组织。直肠指检无法触及宫颈组织。B超检查显示宫颈缺如。

三、临床处理

本病原则上应行子宫切除术，对于强烈要求保留子宫的患者，术式可考虑行子宫阴道吻合术，但该术式容易发生逆行感染，术后出现感染及再狭窄闭锁的概率很高，最终只能选择子宫切除术。由于本身无宫颈，即使子宫阴道吻合术成功，但由于缺乏宫颈应有的功能，其受孕能力很低，不宜妊娠。

第四节　宫颈闭锁

宫颈闭锁患者有不同程度的宫颈发育，可同时合并子宫、阴道发育异常，临床表现多样，手术治疗为其主要治疗方式，成功率与宫颈发育程度有关，良好的术前评估选择合适的手术方案是手术治疗成功的关键。

一、发病机制

胚胎发育过程中米勒管尾端因某种原因发育不全或停滞。

二、临床表现

1988年，在美国生育学会（AFS）的分类中，宫颈闭锁包括三种亚型，即宫颈残迹、宫颈纤维索、宫颈闭塞。

2015年我国学者谢志红等提出了新的宫颈闭锁分型，即 I 型为宫颈不全闭锁型；Ⅱ型为子宫峡部闭锁型；Ⅲ型为宫颈完全闭锁型；Ⅳ型为子宫峡部缺失型。

最常见的类型为先天性无宫颈和宫颈残迹。表现为生殖道梗阻性畸形的特点，即青春期后周期性腹痛和原发性闭经。合并子宫发育异常、无功能性内膜的宫颈发育异常患者可仅表现为无月经来潮，无腹痛症状，多因不孕或性生活困难就诊时体格检查发现。

宫颈残迹、宫颈纤维索患者无正常宫颈形态或为实性纤维组织，或呈盲端钝圆的短实性宫颈，或为狭长形实性宫颈，无宫颈管存在；宫颈闭塞患者可见宫颈外观看似正常，宫颈中央可能有小孔，但探针无法通过宫颈管，呈封闭状态，无性生活史者直肠腹部诊可触及形态正常或近似正常的宫颈组织。因经血潴留形成宫腔积血或盆腔积血囊腔者，双合诊或三合诊可触及增大的子宫并有压痛，或于子宫体下触及囊性包块，凸向直肠，包块将子宫体上举，若伴子宫内膜异位囊肿，可于宫旁触及囊性包块伴压痛。

三、临床处理

手术是宫颈闭锁的唯一处理方法（表6-2）。根据宫颈发育异常的不同分型及是否合并子宫、阴道畸形，其手术方式亦有所不同，应制订个体化的处理方案。

表6-2 先天性宫颈发育异常分型及推荐手术方式

解剖分型	推荐手术方式（按推荐先后级别排序）
先天性无宫颈	子宫全切除术
	子宫阴道吻合术
宫颈残迹	宫颈端端吻合
	子宫阴道吻合术
	子宫全切除术
宫颈纤维索	子宫全切除术
	子宫阴道吻合术
	子宫阴道管腔成形术，最好应用移植上皮支架
宫颈闭塞	宫颈管腔成形术，最好应用移植上皮支架

注：如合并阴道闭锁行保留生育功能的手术应同时行阴道成形术，若切除子宫可择期行阴道成形术

手术治疗分为保留生育功能的手术和子宫切除术两类。

1.保留生育功能的手术 保留生育功能的手术总体为宫颈阴道贯通术，具体有宫颈管腔成形术、宫颈重建术。若合并阴道闭锁时与阴道成形术同时进行。

乙状结肠间置宫颈吻合阴道成形术适用于子宫发育正常、宫颈组织发育稍好，同时合并阴道闭锁的患者，是将宫颈打通后与作为人工阴道的乙状结肠段相连。河北医科大学第二医院于2012年首次在腹腔镜下完成此术式，经随访效果较满意，为进一步开展宫颈发育异常合并阴道闭锁的微创治疗创出一条新路（图6-3）。

2.子宫切除术 适用于合并严重子宫畸形（有或无功能性子宫内膜）、宫颈发育异常、宫颈纤维索、宫颈残迹，Ⅱ、Ⅲ型宫颈闭锁但无合适重建宫颈的衬垫组织的患者。

若患者同时合并阴道闭锁，考虑患者年龄尚小，可首先行子宫切除术，待性生活开始前再行阴道成形术。

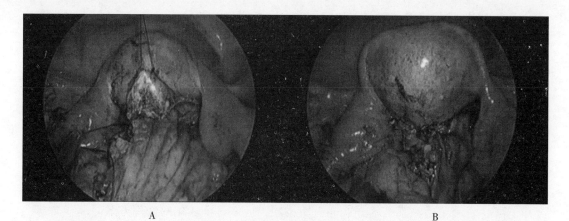

图6-3　A.打开宫颈与乙状结肠段的一端缝合；B.术毕宫颈与人造阴道（乙状结肠）相贯通

第五节　先天性宫颈管狭窄

宫颈管狭窄患者可有月经来潮，常伴有经血外流不畅，可引起痛经或子宫内膜异位症，可能导致不孕，也可无特异性临床表现。检查时探针常无法顺利通过颈管，伴紧涩感。可行宫颈扩张术治疗。

第六节　宫颈角度异常

宫颈角度异常患者可能仅为不孕病史或无特异性临床表现，阴道检查时常无法以正常角度暴露宫颈。不孕患者可应用辅助生殖技术助孕。

第七节　先天性宫颈延长症伴宫颈管狭窄

一、发病机制

目前宫颈管延长症尚无确切定义，文献报道，导致宫颈延长可能是生殖裂孔和肛提肌功能不全所致，但盆腔内筋膜及其致密度尚正常。

二、临床表现

本病常表现为负重后阴道脱出物，伴分泌物增多、异味、脱出物溃烂等。阴道检查：阴道段宫颈延长，阴道穹前部、后部和侧部皆在正常位置，无阴道壁膨出。由于宫颈长期脱出阴道口外，受机械摩擦可能出现溃疡或继发感染，最终导致结缔组织增生形成瘢痕，若妊娠后临产时宫颈不易扩张，导致分娩受阻，造成"宫颈难产"，可发生宫颈撕裂或环状脱落。

三、临床处理

症状明显者可行宫颈环切术。

第八节　双宫颈等其他宫颈发育异常

一、发病机制

本病由两侧米勒管侧面融合障碍导致。

二、临床表现

双宫颈、宫颈纵隔通常合并阴道纵隔和（或）子宫纵隔，可见两宫颈口，其一或均可通向宫腔。可能仅为不孕病史或无特异性临床表现，多为体格检查时发现异常。

三、临床处理

合并阴道纵隔和（或）子宫纵隔的不孕患者可行宫腔镜下子宫纵隔切除术以提高妊娠率。

病例与解析

患儿，13岁，主因周期性下腹痛半年于2012年9月21日入院。

现病史：患者自幼无月经来潮，半年前开始出现周期性下腹痛，为持续性隐痛，28～30天为1个周期，持续1～2天自行缓解，伴有憋胀感，无阴道出血。末次腹痛时间2012年9月20日。

体格检查：身高162cm，体重60kg。女性第二性征，双乳房发育良好，腹软，未触及包块，无压痛。无骨骼系统畸形。直肠指检：幼女外阴，未见阴毛，大小阴唇发育良好，可见处女膜环，闭锁，不膨出，似可触及宫颈结节，子宫前位，大小约5cm×4cm×4cm。

TRS（河北医科大学第二医院，2012年9月24日）：子宫大小约4.87cm×4.90cm×3.35cm，宫腔宽约1.25cm，内为暗区，暗区内散在细小点状强回声。单层子宫内膜厚度约0.1cm，规则，欠均质，目前宫腔似成盲端，未见明显宫颈内口及宫颈回声。左侧卵巢大小约3.21cm×2.37cm，其旁侧探及4.07cm×3.0cm×1.86cm不规则液性包块。右侧卵巢大小约3.31cm×2.24cm，其旁侧探及2.61cm×1.97cm×1.03cm不规则液性包块。直肠窝无暗区。超声印象：①宫腔积血；②宫颈发育不良？③双侧盆块。

初步诊断：①宫颈发育不良；②阴道闭锁Ⅱ型。

治疗经过：患者于2012年10月11日在全身麻醉下行腹腔镜下乙状结肠间置宫颈吻合阴道成形术。手术情况：探查见子宫正常大小，较饱满，双侧输卵管及卵巢未见异常，盆腔及附件旁有膜状及泡状粘连，轻度腹膜血染。游离乙状结肠。暴露、打开子宫下段，打开后方浆膜及骶韧带后发现长约2.5cm相当于宫颈处为实性结缔组织，近宫腔中下部打开，扩张相当于宫颈部位的宫腔下方开口，切除部分宫颈纤维结缔组织。吻合子宫下段-肠管，阴道造穴，自人工阴道内置入14号Foley尿管穿越吻合端进入宫腔，打水囊5ml，间断关闭子宫与肠管吻合口后壁。固定模具：人工阴道内置顶端带孔硬质模具，宫腔内留置14号Foley尿管，自模具顶端孔穿出，外接引流袋。术毕。术后尿管脱落，宫腔内置入吉妮环，已随访4年，患者经期及经量正常，无痛经。

解析：患者发病年龄小，要解决经血流出道及婚后性生活、妊娠问题。保留子宫的手术要面临术后宫颈、阴道再次粘连闭锁的问题。因此，处理的关键为是否保留子宫。子宫切除术简单，但患者失去了生育机会。

乙状结肠间置宫颈吻合阴道成形术适用于子宫发育正常、宫颈组织发育稍好，同时合并阴道闭锁的患者，是将宫颈打通后与作为人工阴道的乙状结肠段相连，考虑到因宫颈发育异常就诊的患者多为青春期女性，开腹手术给其带来巨大的身心创伤，笔者尝试在腹腔镜下完成此术（图6-3），并取得较好的临床结果，实现了宫颈发育异常合并阴道闭锁的微创治疗，可减少术后感染及宫颈再次粘连的机会，不仅解决了经血潴留的问题，并且保留了患者婚后的性交功能及生育功能，减轻了患者的心理负担。

宫颈成形术后可再次粘连闭锁导致手术失败，目前尚无理想的宫颈支架。笔者尝试通过宫腔内放置吉妮环，尾端与宫颈内Foley尿管相连以防止尿管脱落，效果满意。现患者年龄尚小，远期宫颈功能、是否能正常妊娠分娩正在随访中，此类手术应于术前充分告知患者疗效及预后。

问题与思考

1.宫颈发育异常如何鉴别诊断？

（1）处女膜闭锁：青春期出现周期性腹痛及原发性闭经，阴道积血时肛门与阴道胀痛，进行性加重，积血较多可致宫腔积血、输卵管积血，体格检查可见处女膜呈紫蓝色向外膨出，直肠指检示阴道呈长形肿物，有囊性感。经直肠超声可探及正常子宫及宫颈。切开处女膜膨隆处，积血积液排出后可探及通畅的阴道及宫颈。

（2）高位完全性阴道横隔：症状亦为原发性闭经和周期性腹痛，妇科检查发现阴道盲端，体格检查、超声均可发现子宫体、宫颈正常，阴道盲端上方经血潴留形成囊性积血包块，而宫颈位于包块上方或被其所包绕，手术易打通，横隔上方积血流出后可探及阴道穹和宫颈。

（3）阴道闭锁：体格检查无阴道口或短浅阴道盲端，其中Ⅰ型阴道闭锁症状出现较早，阴道上段因经血潴留形成积血包块，无阴道口或短浅阴道盲端，直肠指检触及囊性包块位置较低，位于直肠前方；Ⅱ型阴道闭锁，多合并宫颈发育不良、子宫体发育不良或子宫畸形，如子宫内膜功能异常则症状出现较晚，经血逆流者形成不同程度的子宫内膜异位症。

2.宫颈发育异常患者处理的注意事项有哪些？

（1）全面分析患者的临床表现，结合体格检查及影像学等检查技术，争取早诊断、早处理，充分了解宫颈发育的程度，有无合并其他畸形，制订明确的个体化手术方案，减少经血逆流造成子宫内膜异位症及盆腔粘连等并发症的发生。

（2）若患者及家属保留子宫意愿强烈，需将该类手术容易失败需反复手术及最终切除子宫的可能性、术后并发症及日后生育能力的不确定性在术前明确地告知家属，获得知情同意。

（3）手术时机尽量选择在患者月经后期，此时子宫体下段积血最多，包块张力最大，与外界距离较近，有利于指引方向、辨别解剖层次和宫颈位置，减少直肠和膀胱损伤的机会，提高手术成功率。

（4）重视重建宫颈及人工阴道的黏膜化，理想的治疗方法为宫颈管腔加衬组织覆盖，并加支架支撑宫颈组织以防发生再次粘连、狭窄和闭锁。支撑宫颈组织的引流管应选用质地较硬不易压扁的硅胶空心管，放置6个月以上，同时做好固定，防止滑脱。也可选用宫腔型节育器下连接18号硅胶导尿管（图6-4）。若同时行阴道成形术（生物补片、皮瓣、羊膜组织、腹膜组织或乙状结肠代阴道），术后亦需模具扩张以防止人造阴道粘连、狭窄。

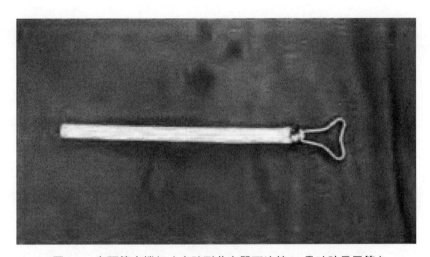

图6-4 宫颈管支撑架（宫腔型节育器下连接18号硅胶导尿管）

（黄向华 宋慧娟）

参 考 文 献

黄丽娜，江静逸，吴瑞瑾，2015.宫腔镜电切术治疗完全中隔子宫双宫颈阴道纵隔64例生殖预后分析［J］.中国实用妇科与产科杂志，（2）：142-144.

黄向华，张敬坤，刘威兰，2015.宫颈发育异常的诊断［J］.实用妇产科杂志，（2）：84-86.

李少蓉，陈滢，2007.先天性宫颈延长合并妊娠经阴道分娩1例［J］.实用妇产科杂志，23（12）：753-753.

孙丽君，褚先秋，王豫黔，等，1998.乙状结肠间置宫颈吻合阴道成形术［J］.中国实用妇科与产科杂志，14（3）：179-180.

谢志红，2015.先天性宫颈闭锁分型手术治疗方法［J］.实用妇产科杂志，31（002）：88-91.

许培箴，张蓉，褚国强，等，2005.先天性宫颈阴道闭锁手术方式探讨［J］.中国临床医学，11

（6）：1082-1083.

杨洁，郎景和，朱兰，2012.先天性宫颈发育异常及其手术治疗新进展［J］.中华妇产科杂志，47（10）：793-796.

Buttram VC，Gomel V，Siegler A，et al，1988.The american fertility society classifications of adnexal adhesions，distal tubal occlusion，tubal occlusion secondary to tubal ligation，ubal pregnancie，Müllerian anomalies and intrauterine adhesions［J］.Fertil Steril，49（6）：944-955.

Roberts CP，Rock JA，2011. Surgical methods in the treatment of congenital anomalies of the uterine cervix［J］. Current Opinion in Obstetrics & Gynecology，23（4）：251-257.

Rock JA，Carpenter SE，Wheeless CR，et al，1995.The clinical management of maldevelopment of the uterine cervix［J］. Female Pelvic Medicine & Reconstructive Surgery，1（3）：129-133.

第七章

子宫体发育异常

一般人群中先天性子宫发育畸形的发生率为1%～10%，在不孕女性中为2%～8%，在有流产史的女性中为5%～30%。依据子宫体畸形的类型不同，倘若妊娠后其流产、早产、胎膜早破、产后出血等与发育正常的子宫比较均高，应予以警惕。子宫是女性的重要生殖器官，担负着孕育胎儿和周期性内膜剥脱（月经来潮）的功能。子宫是由上部的宫体和下部的宫颈组成。本章主要介绍子宫体先天性发育异常，与其他生殖器官相比较，子宫发育异常较为常见。临床上，通过患者主诉、体格检查及辅助检查，大多数子宫发育异常易于明确诊断，若恰当处理，预后较满意。

第一节　子宫体的临床解剖

子宫体的大小和形态随体内激素变化和生育情况而改变，本节重点介绍成熟子宫体的解剖情况。

一、子宫形态结构

子宫为女性单一的肌性器官（图7-1）富于扩张性。其形态、位置、结构随年龄不同而异，并受月经周期及妊娠的影响。

子宫前后壁略扁，上宽下窄，呈倒置梨形。其长、宽、厚分别为7～9cm、4～5cm、2～3cm。一般分为前后两面，左右两缘。前面与膀胱相对，与膀胱之间有膀胱子宫陷凹；后面与直肠毗邻，与直肠之间有直肠子宫陷凹。子宫左右两侧缘圆隆称为外侧缘，朝向骨盆侧壁有阔韧带附着。一般将子宫分为子宫颈、子宫体和子宫底三部分。子宫底：子宫上端圆突部分，位于两侧输卵管内口水平线以上，与回肠袢相邻，位于骨盆

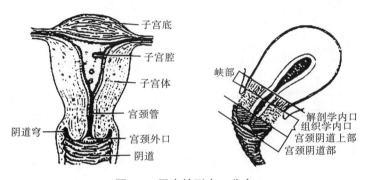

图7-1　子宫的形态、分布

入口平面以下。子宫体：为子宫底和子宫颈之间最宽大的部分，上宽下窄，前面较平，后面凸隆，下端缩细与子宫峡部相接，两侧缘与子宫阔韧带附着，子宫与输卵管相接处为子宫角。子宫峡部：为子宫与宫颈阴道上部的上端之间狭窄的部分，实属宫颈的一部分，长约1cm。妊娠晚期后此部可达7～10cm，称为子宫下段，在产科临床具有重要意义。子宫颈：详见前述（宫颈解剖）。子宫体：国人的资料统计，成年妇女宫腔全长平均7.03cm，平均容量5ml。子宫壁的组织结构由内膜、肌层、外膜（腹膜脏层）构成。内膜又分为表浅的功能层和深在的基底层，前者在卵巢激素的作用下，周期性剥脱（月经）；后者具有修复功能。子宫体与子宫颈的比例随年龄而变化，婴儿期为1：2，青春期为1：1，生育期为2：1。

二、子宫位置与毗邻

子宫位于盆腔中央，前邻膀胱，后为直肠。子宫底位于小骨盆入口以下，子宫颈口位于坐骨棘水平稍上。成人子宫呈轻度前倾（90°）、前屈位（170°）。如过度前倾、前屈或后倾、后屈均为子宫位置异常，是女性不孕的原因之一。子宫的活动度较大，其位置受周围脏器，尤其是膀胱和直肠充盈度的影响。子宫为腹膜间位器官，其前面的下1/3（相当宫颈阴道上部）及左右侧缘无腹膜覆盖。子宫前面与膀胱间的腹膜形成膀胱子宫陷凹，其凹底约在子宫峡部的前面，相当于子宫内口平面。多数在此处施行腹膜外剖宫产。子宫后面与直肠间的腹膜形成较深的直肠子宫陷凹（Douglas腔）是腹膜腔的最低部位。此处的指检或穿刺、切开可以诊治盆腔某些疾病。

三、子宫的固定装置

子宫正常位置主要靠子宫韧带、盆底肌肉及其筋膜和阴道、周围结缔组织与腹膜皱襞等维持和固定。而盆腔脏器及腹盆腔内压对其位置也有影响（图7-2、图7-3）。

1.子宫阔韧带（broad ligament of uterus） 系子宫前后两面的腹膜，由自子宫侧缘向两侧延伸至盆侧壁和盆底的双层腹膜构成。其位于子宫两侧，分前后两叶，限制子宫向两侧方倾斜。阔韧带上缘游离，包裹输卵管；下端附着于盆底的腹膜；外侧缘的上部游离，移行于卵巢悬韧带（盆腔漏斗韧带），内有血管、淋巴管及神经等；外侧缘的下部向两侧延伸至盆腔侧壁腹膜。阔韧带前叶覆盖子宫圆韧带，后叶覆盖卵巢和卵巢固有韧带。在阔韧带前后叶间，除上缘有输卵管外，还有卵巢、卵巢冠、囊（泡）

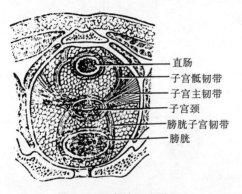

图7-2 子宫的固定装置

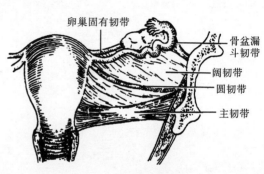

图7-3 子宫的韧带

状附件（中肾管的头端遗迹）、卵巢旁体（中肾尾侧中肾小管的遗迹）、卵巢固有韧带、子宫圆韧带、结缔组织及子宫动静脉、淋巴管和神经等。子宫阔韧带依其包被的器官可分为子宫系膜、输卵管系膜和卵巢系膜。

2.子宫圆韧带（round ligament of uterus）　是由平滑肌及结缔组织构成的圆索状韧带，长12～14cm。起自子宫体前面的上外侧，子宫角的下方（输卵管内口的下方），在阔韧带前叶的覆盖下，向前外侧弯行至腹环进入腹股沟管，出皮下环后分散为纤维束，止于阴阜和大阴唇皮下。其主要功能是维持子宫呈前倾位。子宫的恶性肿瘤可经圆韧带附有的淋巴管转至腹股沟淋巴结。

3.子宫主韧带（cardinal ligament of uterus）　由结缔组织和平滑肌构成。从子宫颈和阴道穹侧部的两侧呈扇形连于盆腔侧壁，下方与盆膈上筋膜愈着。其主要功能是维持子宫颈正常位置，也是防止子宫脱垂的重要结构。

4.子宫骶韧带（uterosacral ligament）　由结缔组织及平滑肌束构成。起自子宫颈、子宫体交界处的后面，向后上方弯行绕过直肠的两侧，止于第2、3骶椎前面的筋膜。其表面被覆的筋膜形成直肠子宫韧带，其主要功能是向后上牵引子宫颈与圆韧带协同，维持子宫正常的前倾前屈位，并有防止子宫前移的作用。

5.耻骨宫颈韧带（pubocervical ligament）　又称膀胱宫颈韧带。起自宫颈前面和阴道上部，向前绕过膀胱两侧，附着于耻骨后面。其主要功能是限制子宫后倾和后屈。

6.腹膜皱襞　是指子宫与膀胱、直肠及两侧骨盆壁之间的腹膜反折所形成的皱襞。对正常子宫位置有一定的支持作用，故又称腹膜韧带。子宫膀胱皱襞又称子宫膀胱韧带（vesicouterine ligament），是由子宫颈、子宫体结合处的前面移行至膀胱的腹膜皱襞，有防止子宫后倾、后屈的作用。子宫直肠襞又称直肠阴道襞（rectovaginal fold），是从宫颈后面经直肠两侧达盆腔后壁，构成子宫直肠陷凹的侧界。该襞内的平滑肌组织起自宫颈上端的子宫肌层，向后绕直肠两侧，与直肠肌层交织，止于骶骨前，该肌束称为直肠子宫肌（rectouterine muscle），有防止子宫过度前倾的作用。

总之，上述子宫装置如果发育不良或损伤，可引起子宫位置异常或子宫脱垂，严重者形成膀胱膨出或直肠膨出。

四、子宫的血管、淋巴管和神经

1.动脉（uterine artery）　起自髂内动脉的前干，沿盆腔侧壁向前内下行进入阔韧带基底部，距子宫颈外侧约2cm处，自前方横向越过输尿管的盆部与其交叉，手术时应明确辨认，以免误伤输尿管。继续向内至子宫颈侧缘，分出降支后，主干沿子宫侧缘纤曲上行达宫底称为升支。升支沿途发出20～40条分支分布于子宫壁。主干行至子宫角处分为宫底支、输卵管支、卵巢支、圆韧带支等，供应相应区域血运。子宫动脉降支，在宫颈外侧发出子宫颈支、阴道支。此两支在阴道前后壁中线常形成一纵干，称为阴道奇动脉（图7-4）。

子宫内膜的动脉血供：子宫动脉的分支进入基底层称为基底动脉（basilar artery），不受卵巢激素的影响，不参与月经周期的变化。而主干进入功能层后称为螺旋动脉（spiral artery），它对卵巢激素极为敏感，随月经周期而变化。

2.静脉（uterine veins）　伴同名动脉走行，由内膜肌层的静脉离开子宫注入髂内静脉，较粗大的属支有时直接注入髂内静脉，亦或经卵巢静脉注入下腔静脉或左肾静脉。于子宫下部两侧形成子宫静脉丛，与膀胱静脉丛、直肠静脉丛相连，向下与阴道静脉丛相连，合称为子宫阴道静脉丛（图7-4）。

3.淋巴管　子宫的淋巴回流较广泛，大致分为宫颈淋巴管：向外伴随子宫动脉，经输尿管前方，注入髂外淋巴结，向后沿宫骶韧带至骶淋巴结，向后外经输尿管后方回流至髂内淋巴结。子宫体和子宫底淋巴管：子宫体下部与宫颈淋巴管伴行至髂外淋巴结或同时注入髂内淋巴结，偶有沿卵巢动脉上行注入主动脉旁淋巴结（腰淋巴结）；子宫体上部和底部与输卵管的淋巴一起，经卵巢悬韧带向上，主要注入主动脉旁和髂外淋巴结，也可至主动脉前或髂总淋巴结；部分宫底淋巴管随子宫圆韧带至腹股沟浅淋巴结。子宫邻近器官的淋巴结：子宫体、子宫颈的淋巴管在阔韧带的基底部与膀胱底、体周围及直肠的淋巴丛相吻合。了解以上淋巴回流，对子宫颈、子宫体等恶性病变施根治术时，清除盆腔、腹腔内淋巴结有重要意义。

4.子宫神经（图7-5）　是源于腹下神经丛（盆神经丛）。神经分支经阔韧带基底部、子宫颈及阴道上部两侧，形成子宫阴道丛，该丛属混合性自主神经丛。神经纤维分布于子宫颈、子宫体、输卵管和阴道，而且与下腹下神经丛来源的输卵管支相接。子宫阴道丛的交感神经，使子宫血管收缩、妊娠子宫平滑肌收缩、非妊娠子宫平滑肌舒张，

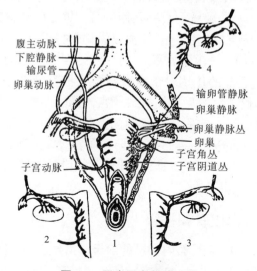

图7-4　子宫及卵巢的血供

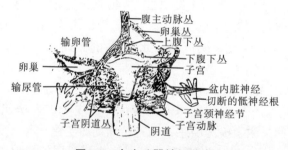

图7-5　内生殖器神经分布

其低级中枢位于$T_{11} \sim L_2$；副交感神经则使子宫血管舒张，而对子宫平滑肌的作用尚不明确，其低级中枢位于$S_{2 \sim 4}$。女性激素可影响此两种自主神经的作用。来自子宫底、子宫体的痛觉传入纤维经交感神经，由子宫阴道丛、腹下丛、腰内脏神经到达$T_{12} \sim L_2$脊髓后角；来自子宫颈的痛觉传入纤维经副交感性盆内脏神经传入达$S_{2 \sim 4}$脊髓后角。

第二节　单角子宫与残角子宫

单角子宫（unicornuate）是在胚胎发育7～8周时，一侧副中肾管正常发育，另一侧部分或全部未发育的结果。发育侧形成单角子宫，另一侧部分发育为残角子宫，全部未发育则为无残角子宫。约65%的单角子宫有与之交通或不交通的残角子宫。单角子宫发生率为1/4020～1/1000，占先天性子宫畸形的4.4%。单角子宫可引起不孕、子宫颈功能不全和早产，体外受精-胚胎移植（IVF-ET）成功率低。若合并有残角子宫还有发生残角子宫妊娠、破裂的风险。约40%的单角子宫合并有残角子宫同侧肾畸形，其中肾不发育最为常见（约占67%）。

一、病因与发病机制

1.单角子宫　仅一侧副中肾管正常发育，同侧卵巢功能正常；对侧副中肾管完全未发育或未形成管道。

2.残角子宫　一侧副中肾管发育正常，另一侧副中肾管中下段发育缺陷，有正常的输卵管与卵巢，常伴有同侧泌尿器官发育异常。

二、临床表现

1.AFS分类　根据1988年美国生育学会（AFS）分类，分为四类：①宫腔互通，残角子宫有宫腔及内膜，并与单角子宫有狭窄管道相通；②宫腔不通，残角子宫有宫腔及内膜，但与单角子宫不相通，仅有一纤维带相连；③无宫腔残角子宫，残角子宫无宫腔及子宫内膜，体积小，仅有纤维带与单角子宫相通；④无残角子宫（图7-6）。

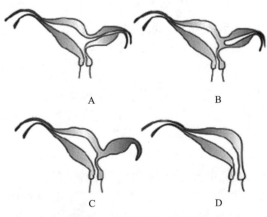

图7-6　单角子宫AFS分类

A.宫腔互通；B.宫腔不通；C.无宫腔残角子宫；D.无残角子宫

单角子宫与残角子宫的临床表现因类型不同而不同。

（1）宫腔互通：因为残角子宫有宫腔与单角子宫宫腔相通，内膜周期性脱落并且能够流出，除非妊娠，很少有症状。

（2）宫腔不通：由于残角子宫有宫腔，内膜周期性脱落，但是与单角子宫宫腔不相通，导致经血潴留或逆流，患者从初潮开始即有痛经，并且周期性腹痛。此型也可能发生残角子宫妊娠。

（3）无宫腔残角子宫：因无宫腔及子宫内膜，一般无症状。

（4）无残角子宫：一般无症状，多由于患者发生流产或早产时发现。

有资料表明，与残角子宫交通的单角子宫活产率为15%，与有腔残角子宫不交通的单角子宫活产率为28%，与无腔残角子宫不交通的单角子宫活产率为35%，孤立的单角子宫活产率为0。

2. ESHRE/ ESGE分类 根据欧洲ESHRE/ ESGE分类，分为两类：①伴有残角子宫；②无残角子宫（图7-7）。

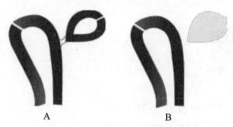

图7-7 单角子宫ESHRE/ESGE分类
A.伴有残角子宫；B.无残角子宫

三、诊断

除详细询问病史、体格检查外，目前常用的辅助检查方法主要有超声、HSG、MRI、宫腔镜及腹腔镜。

1.超声检查 二维超声横切面较短，冠状切面显示子宫体积正常或偏小，一侧宫角缺如，宫腔内膜呈新月形。根据残角子宫内膜与正常子宫内膜是否相通分为相通型与不相通型两类。相通型：一般无症状，可能在妊娠时发现；不相通型：月经初潮后残角子宫腔形成积血，表现为一侧无回声包块（图7-8）。

2. HSG检查 能够看到远离中线的"香蕉状"宫腔及单侧输卵管显影，能够显示与子宫相通的残角子宫，但是不能用于除外与单角子宫不相通的残角子宫。由于受插管因素影响（仅插入到一侧宫腔），不易与双子宫及完全纵隔子宫区分（图7-9）。

3. MRI检查 单角子宫表现为远离中线的小的、曲线状结构。子宫体积较正常子宫小，呈梭形。MRI检查能够显示子宫肌层带状解剖结构、子宫内膜-子宫肌层的宽度及比率。因为亚型不同，残角子宫表现各异。如果没有内膜存在，带状结构不能显示，整个显示为弥漫性低信号强度。如果有内膜存在，带状结构可以显示（图7-10）。

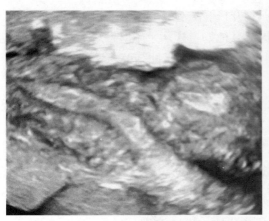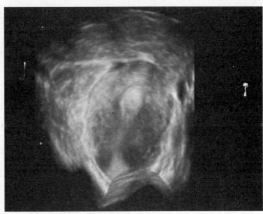

图7-8　单角子宫超声影像

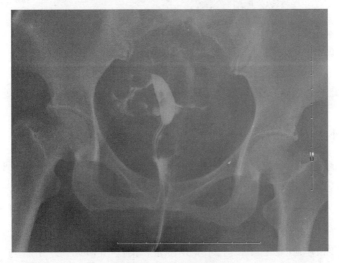

图7-9　单角子宫HSG

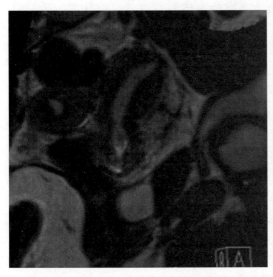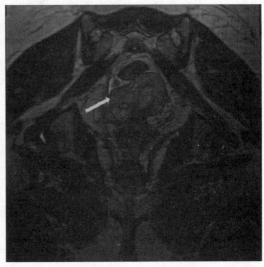

图7-10　单角子宫MRI图像

4.宫腔镜　宫腔狭长，顶端可见一侧输卵管开口。

5.腹腔镜　腹腔镜较少用于诊断，多在进行其他妇科疾病手术时发现。可见一侧宫体，一端与输卵管直接相连，另一端旁侧可见肌性结节，肌性结节与输卵管相连。双侧卵巢正常（图7-11）。

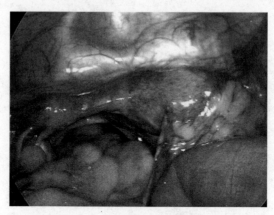

图7-11　单角子宫腹腔镜图像

四、临床处理

1.**残角子宫的处理**　对于与宫腔相通的残角及实体残角是否手术切除，尚未达成一致，一般认为残角子宫的治疗取决于是否有功能性的子宫内膜。若超声或MRI等影像学检查未提示残角子宫有内膜存在，并且无周期性腹痛的症状，可不处理。尽管尚无证据表明切除残角子宫能够改善生殖预后，但是由于残角子宫妊娠破裂的风险极高，且有可能增加经血逆流所致的子宫内膜异位症风险，同时有研究认为，残角有内膜者无论其是否与宫腔相通，都会增加不良妊娠的风险，残角子宫妊娠会对孕妇带来极大风险。若影像学检查（或腹腔镜）证实残角子宫宫腔有内膜存在、有症状者，需尽早行残角子宫切除术，同时切除同侧输卵管。

2.**单角子宫矫治术**　目前关于单角子宫矫治术的报道较少，且无明确证据证实单角子宫矫形术能够改善生殖预后。2013年，夏恩兰教授报道了3例B超（或腹腔镜）监测下宫腔镜单角子宫扩容术，患者术前都有不良妊娠史，但无其他不孕因素，分别于扩容术后8个月、5个月、3个月妊娠，1例孕20周因宫颈功能不全自然流产，2例足月分娩。其具体手术方式为首先横向切除或切开肌壁，形成新的宽2cm以上的宫底，然后纵向，自上向下，上深下浅，切除或切开单侧宫角对侧的肌壁长约4cm，术后形成倒三角形、上段较为宽阔的宫腔。

3.**宫颈功能不全**　有文献报道，单角子宫宫颈功能不全的发生率为30%，宫颈环扎者的流产率较未环扎者明显降低。子宫畸形患者的宫颈肌肉成分增加，结缔组织减少，不能够对抗妊娠后增加的不对称的宫腔压力而流产。宫颈环扎可以提高有中期流产史的单角子宫患者的胎儿存活率。有学者主张对于子宫畸形患者，即使缺乏宫颈功能不全的证据，仍推荐先尝试宫颈环扎，若妊娠失败再考虑子宫矫形手术。

第三节　双　子　宫

双子宫（didelphic uterus）为副中肾管未融合或融合不完全，形成两个分离的子宫体、子宫颈，常伴有阴道纵隔，左、右子宫各具有一侧输卵管和卵巢。双子宫较为罕见，其在子宫畸形的发生率约为8.4%。双子宫患者通常没有临床症状，仅在体检时发现，当伴有一侧阴道斜隔，导致同侧闭锁和宫腔积血，会导致腹痛，同时可能伴有闭锁一侧的肾脏发育不全，双子宫女性中23%合并有泌尿系统异常。双子宫几乎不影响女性的妊娠率，但是会增加流产、早产率。由于容易同时伴发子宫肌层发育不全，围生期可诱发子宫不协调收缩，也可导致胎膜早破、产后出血。与其他子宫畸形相比，双子宫对女性生育能力整体影响较小。

一、发病机制

双子宫为双侧副中肾管未融合，分别发育形成两个子宫及子宫颈。两个子宫颈可分开或相连，也可有一侧子宫颈发育不良、缺如，有小通道与对侧阴道相通。双子宫可伴有阴道纵隔或斜隔。

二、临床表现

患者通常没有临床症状，一般在妇科体检时发现。有一部分女性会由于伴有不同程度的阴道纵隔有不同程度的性交困难和性交痛；单侧阴道闭锁患者会有闭锁侧宫腔积血，同时由于闭锁侧的经血逆流引起子宫内膜异位、炎症和盆腔粘连。在一些罕见病例中双子宫畸形会伴有阴道斜隔、阴道积血、肾脏发育异常，即阴道斜隔综合征（详见第四章第六节"阴道斜隔综合征"）。

临床分型：①双子宫、双子宫颈，阴道正常；②双子宫、双子宫颈，完全型阴道纵隔两类，伴或不伴有子宫颈的发育异常（图7-12）。

三、诊断

1.妇科检查　双子宫，子宫轮廓和宫腔完整地分隔成两个相同的宫体，妇科检查能

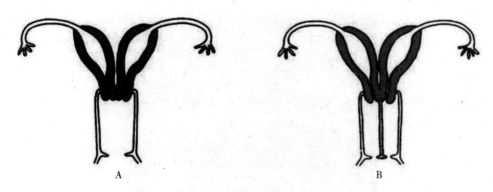

图7-12　双子宫临床分型
A.双子宫、双子宫颈，阴道正常；B.双子宫、双子宫颈，完全型阴道纵隔

确认两个宫颈，常有阴道隔存在。

2.超声检查　盆腔内探及两个独立的宫体。三维超声可见两个子宫完全分开，有独立的内膜、外形规则的宫壁及宫颈，两侧内膜均呈新月形。

3.HSG检查　表现为两个单独的、椭圆的子宫内膜腔及输卵管显影，值得注意的是，闭锁的斜隔可能引起同侧子宫不显影，而误诊为单角子宫（图7-13）。

4.MRI检查　可以看到两个明显分开的子宫体和子宫颈，两个子宫分别有独立的内膜、宫腔及外形规则的宫壁，有些情况下还可以看到阴道的斜隔。宫底凹陷深度超过1cm，在鉴别双子宫与双角子宫方面的敏感度和特异度达100%（图7-14）。

5.腹腔镜检查　镜下见两个宫体，宫体发育可一致，也可一侧发育良好一侧发育欠佳，双侧宫颈可以分开或相连，每侧均有独立的输卵管及卵巢（图7-15）。

四、临床处理

双子宫一般不需要手术治疗。合并有阴道斜隔综合征患者处理见第四章第六节。

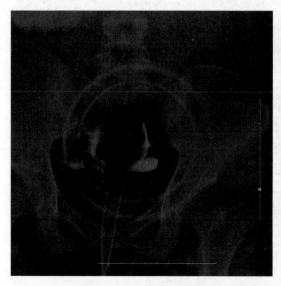

图7-13　双子宫HSG图像

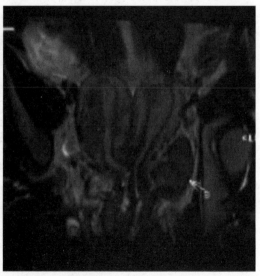

图7-14　双子宫MRI图像

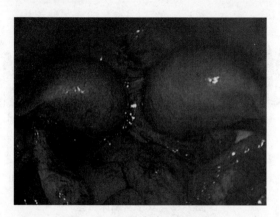

图7-15　双子宫腹腔镜图像

反复流产者可以行双子宫矫治术，但双子宫融合术手术效果欠佳，不主张行手术治疗；合并有完全阴道纵隔影响性生活者可以行阴道纵隔切除术。由于有可能合并有子宫颈发育不良，容易导致宫颈功能不全，孕前应进行评估，必要时早孕期给予宫颈环扎。

第四节　双角子宫、弓形子宫

双角子宫（bicornuate uterus）是由于宫角在宫底水平融合不全导致，表现为宫底的外形发育异常，其宫底中线部凹陷的厚度超过子宫壁厚度的50%，包含所有存在融合缺陷的子宫。发生率约占子宫畸形的13.6%，40%的双角子宫孕期可引起流产、早产，也可能有分娩异常或不孕等。

弓形子宫（arcuate uterus）的外形基本正常，宫底外形无切迹，宫腔底部内膜呈弧形内凹，内凹深度一般小于1cm，两侧内膜夹角大于90°，但2013年ESHRE/ESGE分类中已经无此命名。因其在子宫输卵管造影中宫底呈较宽的马鞍形凹陷，过去又称"鞍状子宫"，2015年我国女性生殖器官畸形统一命名和定义的专家共识建议废除"鞍状子宫"。弓形子宫对生育能力影响较小，但胎位异常率较正常女性增加。

一、发病机制

双角子宫是在胚胎发育过程中，两个副中肾管融合后，中段未完全吸收，形成1个宫颈、2个宫腔，宫腔上部及宫底部呈分叉状，未吸收的隔板末端呈钝圆形。弓形子宫两侧副中肾管融合不全导致宫底部发育不良，中间凹陷，宫壁略向宫腔突出。

二、临床表现

双角子宫或弓形子宫女性可无任何症状，仅在体检时被发现。但是有些女性会出现月经量多、经期延长与痛经。双角子宫妊娠结局较正常子宫相比较差，并且由于存在子宫肌层发育不良，分娩时可因产力异常、宫颈扩张、胎位异常造成难产、胎盘滞留、产后出血。弓形子宫女性早产率高，妊娠孕龄和出生体重明显低下。

临床分型：

1.根据AFS分类，分为两类：①完全双角子宫，从宫颈内口处分开；②不全双角子宫，在宫颈内口以上处分开（图7-16）。

2.根据欧洲ESHRE/ESGE分类，分为三类（图7-17）。

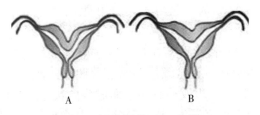

图7-16　双角子宫AFS分类

A.完全性；B.部分性

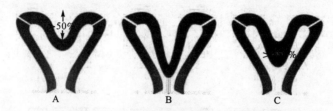

图7-17 双角子宫ESHRE/ESGE分类
A.部分性双体子宫；B.完全性双体子宫；C.双体纵隔子宫

（1）U3a类：部分性双体子宫（partial bicorporeal uterus），是指宫底中线部的凹陷在宫颈水平以上，将两个子宫体部分分开，子宫底浆膜内陷大于子宫壁厚度的50%。

（2）U3b类：完全性双体子宫（complete bicorporeal uterus），是指宫底中线部的凹陷在宫颈水平以下，将两个子宫体完全分开。

（3）U3c类：双体纵隔子宫（bicorporeal septate uterus），其产生原因主要是在融合缺陷的基础上发生吸收缺陷，中线处子宫腔内隔长度大于子宫壁厚度的150%。

三、诊断与鉴别诊断

（一）诊断

通过详细询问病史，仔细体格检查及必要的辅助检查，诊断并无困难。现重点介绍辅助检查。

1.双角子宫

（1）超声诊断：二维超声显示横切面较宽，见两宫腔；冠状切面显示宫底浆膜层凹陷，切迹大于1cm，两角内可见分叶状子宫内膜，宫体下段及宫颈未见明显异常。

（2）HSG显示两个对称的梭形宫腔和输卵管，然而由于HSG无法显示子宫轮廓，双角子宫与纵隔子宫不易区分。

（3）MRI通常能够显示宫底部存在凹陷，两个宫角均存在正常的带状解剖结构。

2.弓形子宫 两侧输卵管开口的连接线为底线，测定隔板向宫腔突出部分，长度＜1.5cm为弓形子宫。三维超声下弓形子宫内膜夹角钝圆，为103°～152°。宫腔镜检查见弓形子宫的宫底略内突，两侧宫角深。腹腔镜见宫底轮廓正常或有凹陷。

（二）鉴别诊断

1.双角子宫与不全纵隔子宫的鉴别

（1）宫底浆膜层凹陷不同：双角子宫凹陷大于1cm，而纵隔子宫凹陷小于1cm。

（2）两者内膜均呈分开状，双角子宫分开距离大于4cm，纵隔子宫分开距离小于4cm。

（3）Troiano和McCarthy提出两宫角部内膜顶点的连线若与宫底浆膜层的距离小于5mm或穿过宫底是双角子宫，若这条线与宫底浆膜层的距离大于5mm，则认为是纵隔子宫，无论宫底是圆顶状、平坦或是有切迹而成分离状（图7-18）。

（4）ESHRE将纵隔子宫定义为若宫底浆膜层内陷小于宫壁厚度的50%且宫腔内隔厚度大于宫壁厚度的50%；双角子宫：宫底内陷大于宫壁厚度的50%（图7-19）。

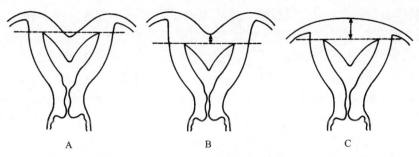

图7-18　Troiano和McCarthy建议的双角子宫与纵隔子宫的鉴别

A、B.双角子宫；C.纵隔子宫

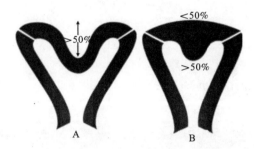

图7-19　ESHRE建议的双角子宫与纵隔子宫的鉴别

A.双角子宫；B.纵隔子宫

2.弓形子宫与纵隔子宫的鉴别　三维冠状切面上，这两种畸形的子宫外形都是正常的，以宫腔内侧宫底凹陷最低点为顶点，分别与两侧宫角部内膜顶点连线，两线的夹角为α角，连接两侧宫角部内膜顶点画一条线，此线中点距离宫底凹陷最低点的距离为d。若α角大于90°、d小于1cm则为弓形子宫；若α角小于90°、d大于1cm则为纵隔子宫（图7-20）。

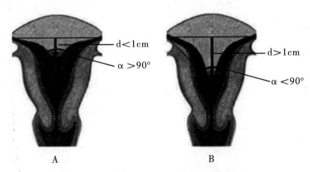

图7-20　弓形子宫与纵隔子宫的鉴别

四、临床处理

手术矫形可增大宫腔容积，减小宫内压，改善子宫内膜血流，从而有利于受精卵着床、防止流产、改善生殖预后。有文献报道，经腹腔子宫整形术可使足月妊娠率达到90%。经腹腔子宫融合术创伤较大，随着腔镜技术的发展，于1996年Pelosi等报道了腹腔镜辅助阴式双角子宫矫形术，术后患者足月剖宫产分娩，效果满意。2009年，Alborzi 等报道了腹腔镜双角子宫矫形术，效果满意。2015年，夏恩兰团队报道了10例宫腹腔镜联合完全双角子宫成形术，其中四名患者术后获得5次足月剖宫产分娩。其具体术式：首先，横向切开隔板及宫底，在腹腔镜监测下，宫腔镜针状电极横向划开子宫隔板，向上逐渐划开两侧子宫底肌壁，直至划开宫底浆膜层，使宫腔完全与腹腔相通。腹腔镜不断抽吸涌入盆腔的灌流液。倒转患者至头低臀高位，腹腔镜单极电铲继续横向切开两侧子宫底至距宫角内侧 1～1.5cm。其次，纵向缝合子宫体。用0号可吸收线缝合两侧宫底浆肌层，使之融合成1个宫底，继而间断或8字缝合子宫前后壁的浆肌层，闭合宫腔后外形基本正常。术后放置或不放置T型节育器，口服雌、孕激素2个疗程，术后2个月复查宫腔镜。所有患者术后严格避孕1年。

要重视畸形子宫与子宫颈功能不全的相关性。2011年，Yassaee 和 Mostafaee 比较40例子宫畸形孕妇，其中双角子宫32例，有21例接受宫颈环扎术，获得76.2% 足月分娩和23.8%早产；11 例未行子宫颈环扎术，27.3%足月分娩，72.7%早产。因此，子宫颈环扎术能有效预防双角子宫早产。

第五节　纵隔子宫

纵隔子宫（septate uterus）是女性生殖道畸形与子宫畸形中最常见的一种类型，常伴有阴道纵隔，其发生率为0.009%～12%，占子宫畸形的80%。子宫畸形患者中纵隔子宫患者的生育能力最差，其中不全纵隔子宫，尤其是纵隔长度小于宫腔深度的一半时妊娠结局最差，不仅妊娠率低，其在早孕期的流产率、早产率及分娩时胎先露异常的发生率均高于正常女性。

一、发病机制

在胚胎发育过程中，该病由两侧副中肾管吸收障碍所致，宫腔内留有嵴状隔板，达宫颈内口者为完全纵隔子宫，未达者为不全纵隔子宫。

二、临床表现

大多数纵隔子宫患者没有症状，在体检时被发现，有些患者表现为不孕、复发性流产、早产、胎位异常、胎盘早剥及胎盘残留等。Homer 等总结了多项纵隔子宫妊娠结局的研究，流产率为79%（1085/1376），早产率为9%（105/1376）。纵隔子宫影响妊娠的原因，一方面是纵隔的存在失去了子宫腔的正常形态，子宫腔体积缩小使其不能适应妊娠子宫增大的需求；另一方面可能与纵隔组织结构不同于子宫肌壁有关。段华等研究发现并证实，引起不孕和反复流产的子宫纵隔组织与正常子宫肌壁组织存在明显的结构差异，其内血管分布稀疏、平滑肌结构排列紊乱，纵隔被覆的内膜雌、孕激素受体表达水平低及超微结构异常是引起受精卵在纵隔组织上植入与着床的不利因素。

临床分型（图7-21）：

1. 完全纵隔子宫　纵隔由宫底延伸至子宫颈内口以下。

2. 不全纵隔子宫　纵隔由宫底延伸至子宫颈内口以上。

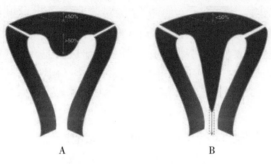

图7-21　纵隔子宫

A.不完全纵隔子宫；B.完全纵隔子宫

三、诊断与鉴别诊断

详细询问病史、体格检查及必要的辅助检查，诊断并不困难，现介绍辅助检查的方法。

1.超声检查　二维超声显示横切面较宽，见两宫腔；子宫外形正常，宫底部较宽，宫腔底部见肌性分隔，将宫腔分为对称或不对称的两部分，有各自的内膜回声。不全纵隔子宫的两内膜终止于宫颈内口以上任何部位，完全纵隔子宫两内膜自宫体延至子宫颈内口各不相通。

2.HSG检查　不能用来评估子宫外部轮廓，因此不能鉴别纵隔子宫与双角子宫。对于完全纵隔子宫的患者，若仅将造影管插入一侧宫腔，有可能造成误诊，因此临床较少应用。

3.MRI检查　可以清晰地观察子宫的外形，同时MRI还可以分辨纵隔内肌肉成分与纤维成分。

4.宫腔镜检查　完全纵隔子宫可以见到隔状物自宫底延伸到宫颈外口，两侧宫腔分别有一个输卵管开口；不全纵隔子宫可见到隔状物自宫底延伸，双侧宫角深，双侧输卵管开口可见。该方法可以确诊，已广泛应用。

鉴别诊断见本章节双角子宫。

四、临床处理

不孕的纵隔子宫患者行宫腔镜下纵隔切除术后，术后抱婴率为45%，有反复流产病史的纵隔子宫患者行宫腔镜下纵隔切除术后流产率由88%降至14%，足月活产率由3%增至80%。宫腔镜下切除纵隔后可明显改善妊娠结局。手术方法如下：

1.不全纵隔子宫　TCRS可在超声或腹腔镜监视下操作，切割从纵隔末端开始，针状电极横行向上划开纵隔，直至宫腔镜从一侧宫角可无阻碍地移到另一侧；或宫腔镜置于宫腔中间或宫底时，可见两侧的输卵管开口；或在超声监护下发现切割端与宫底的浆膜层之间的距离为1cm时结束手术。当宫腔出血明显时，无论有无达到手术预期，均应停止。

2.完全纵隔子宫　由于多数患者宫颈发育不良，宫颈口的准备非常重要，在超声监测下扩张宫颈。放置Foley导尿管于发育欠佳侧宫腔，水囊在宫颈内口上方，打水

2～3ml，超声监测下针状电极划开纵隔贯穿至对侧宫腔，沿此间隙扩大切口，其余处理同不全纵隔子宫。对于是否切除宫颈纵隔仍存在争议，多数学者认为不给予切除。完全切除宫颈纵隔虽然可以使子宫纵隔完全切除，但是会导致出血、宫颈功能不全等并发症。合并阴道纵隔者在切除子宫纵隔前可先切除，以便更加清晰地暴露宫颈，方便手术操作。

术后预防粘连方法：

1.球囊放置 子宫纵隔切除后是否放置球囊尚无定论，有学者认为放置球囊可以预防宫腔粘连，保持较大的宫腔容积，反对者认为有可能引起炎性反应；是否术后应用雌激素刺激内膜生长目前也尚缺乏大样本随机对照试验。

2.宫内IUD放置 一方面，宫内IUD作为支撑物可以起到屏障作用进而阻隔粘连的形成，同时可以刺激内膜生长，理论上可能对术后宫腔粘连的形成起到预防作用；另一方面，其作为宫内异物又可能增加术后感染的危险并介导粘连。有研究发现，宫腔镜纵隔切除术（TCRS）后放置IUD无助于预防术后膜样粘连的发生，也不能最终影响（术后3个月）宫腔形状。因此，TCRS术后是否常规放置IUD值得商榷。

3.术后性激素的应用 尽管术后应用2～3个月的人工周期药物以促进内膜修复并预防术后宫腔粘连的发生是较传统的预防宫腔粘连措施。但是对于卵巢功能正常的患者而言，子宫内膜修复并不完全依赖于外源性激素刺激，外源性激素刺激也不能只是对宫腔内缺失内膜的区域进行刺激以使其尽快修复。药物的全身作用会刺激宫腔内所有区域，使合并有子宫内膜异位症、子宫内膜息肉或子宫腺肌病患者的病情加重，这将不利于患者术后正常妊娠和生育，这些患者应该尽量避免使用性激素类药物。

4.术后宫腔镜探查时机 夏恩兰等报道55例宫腔镜子宫纵隔切除术（TCRS）患者中有近1/4的患者术后第1个月检查时发现宫底有轻度膜样粘连，此种粘连通过宫腔检查镜的镜体划动即可达到分离效果，再于第3个月随访时，宫腔镜检查这些患者宫底形态基本上恢复良好。而只于术后第2、3个月进行宫腔镜检查的患者，部分患者宫底已形成致密粘连，并且不易分离，最终部分影响宫腔形态。因此，术后早期宫腔镜探查可及时发现并处理膜样粘连，防止日后较为致密的粘连发生。因此，作者建议TCRS术后的患者应在术后第1次月经来潮后1周内行宫腔镜检查随访。

第六节 Robert子宫

Robert子宫既往称斜隔子宫、盲角子宫，是较罕见的不对称阻塞型完全中隔子宫畸形，其宫腔内的隔板偏于宫腔一侧，将该侧宫腔完全封闭，使之成为与阴道或对侧宫腔均不相通的盲腔，封闭的宫腔内可积存分泌物或血液。1970年由Robert首次报道，并以Robert命名。此类患者青春期之后可有不同程度的原发性痛经或周期性下腹痛，成年后影响生育。

一、发病机制

Robert子宫是极罕见的不对称阻塞型完全中隔子宫畸形。

二、临床表现

Robert 子宫较为罕见，患者多以进行性加重的痛经或不孕就诊。临床症状的轻重由于隔板位置的高低不同：较高的隔板闭锁腔很小，其内仅存少许分泌物，临床症状轻微；较低的隔板闭锁腔大，积血多，腹痛严重，随着积血增多可经输卵管逆流至盆腔，继发子宫内膜异位症和盆腔粘连。

三、诊断与鉴别诊断

Robert 子宫诊断困难，其临床表现与有功能的残角子宫相似，超声不易区分 Robert 子宫与 Ⅱ 型残角子宫。HSG 检查常将 Robert 子宫误诊为单角子宫。MRI 检查是诊断 Robert 子宫的最好方法，子宫的外部轮廓正常，可见大小不等的两个宫腔，其中一侧宫腔有积血。宫腔镜检查仅可见一侧宫角与输卵管开口。

Robert 子宫与残角子宫的鉴别诊断：残角子宫与单角子宫宫底分开，呈双角状，而 Robert 子宫宫腔旁边有内膜回声或因宫腔积血暗区的回声团与宫腔底部相连续。腹腔镜检查术也可以鉴别 Robert 子宫与残角子宫。

四、临床处理

对于宫腔闭锁、积血明显者，宫腔镜下隔板电切术是首选的治疗方法。宫腔镜下尽量一次性完成隔板切除，切除深度应达到双侧子宫角接近输卵管开口水平，过深可致子宫壁损伤甚至穿孔，过浅隔板未能完全切除而有残留，残留隔板可能需再次切除。术后酌情放置 Foley 球囊，给予雌-孕激素周期治疗。对于可能有经血逆流导致盆腔子宫内膜异位症患者，建议宫腹腔镜联合治疗。

术后有生育要求患者给予生育指导，必要时行 IVF-ET，尽早妊娠。

第七节　T 型子宫

T 型子宫是患者胎儿期在宫内受己烯雌酚（diethylstilbestrol，DES）暴露，或其他有害因素导致的畸形，或因周边性宫腔粘连使宫腔呈"T"形外观，即子宫腔的上段狭窄，底部呈弓形，宫底正中与两侧壁的最近距离不足 2cm，子宫腔中下段侧壁肌肉肥厚呈筒形，整个宫腔呈"T"形改变。

一、病因与发病机制

妊娠早期副中肾管发育过程中，母亲服用己烯雌酚而导致女性胎儿副中肾管发育缺陷，或周边性宫腔粘连形成狭小 T 型宫腔、子宫狭窄带、子宫下段增宽等。

二、临床表现

T 型子宫女性主要临床表现为原发不孕、流产、异位妊娠和宫颈功能不全，可能与此类患者子宫发育异常、宫颈肌肉组织与结缔组织失衡导致宫颈功能不全相关。

三、诊断与鉴别诊断

Kipersztok 等进行双盲对照研究，比较了 HSG 检查、MRI 检查和经阴道超声检查对有DES暴露史女性的子宫腔异常中诊断T型子宫的准确性，结果显示HSG检查优于经阴道超声检查和MRI检查，MRI检查和HSG检查发现60%的宫腔狭窄和25%的T型子宫，而经阴道超声检查均不能发现；因而认为HSG检查是评估与DES暴露相关的子宫畸形的首选方法。

四、临床处理

宫腔镜T型子宫矫形术能够改善原发不孕、反复流产或早产的T型子宫患者妊娠结局，提高活婴率。手术方法为在宫腔镜下用针状电极或环形电极从双侧宫角至峡部垂直划开或切除子宫侧壁过多的肌层，切割深度不超过5～7mm，越向下方深度逐渐减少，薄化子宫壁，扩大宫腔容积，直至子宫腔形态呈对称的倒三角形。

术后服用雌孕激素行人工周期治疗2个月，术后2个月宫腔镜第2次探查，以确定有无边缘性粘连，必要时修整宫腔。

在各类子宫畸形中，T型子宫矫形术后的足月妊娠率最高（66.7%），完全和不全中隔子宫为62.8%，弓形子宫为55.6%。提示T型子宫的宫腔镜矫形术能改善生殖预后。但宫腔镜矫形并非T型子宫不孕症的治疗方法，更非首选。一般仅推荐用于子宫有狭窄环为唯一不孕因素、诊断不孕后治疗失败、原因不明的辅助生殖技术（ART）失败及有不明原因重复流产的患者。Golan等报道，30%的T型子宫有宫颈功能不全，其宫颈未环扎者早产和晚期流产率为50%，环扎者为21%。因此，T型子宫矫形术后应进行预防性宫颈环扎。

第八节　子宫未发育与发育不全

子宫未发育与发育不全包括先天性无子宫、始基子宫、实质子宫与幼稚子宫，此类患者除非接受子宫移植，否则无法生育。

一、发病机制

正常情况下，胚胎第10周，双侧副中肾管的中段和尾段在中线与对侧融合形成宫体与宫颈，倘若因各种原因此过程没有发育，或在这个过程中发育停止导致子宫未发育或发育不全。

二、临床表现

1.先天性无子宫　患者多合并无阴道，表现为原发性闭经。由于患者卵巢发育正常，因此第二性征发育正常。在进行妇科检查时发现前庭仅为一浅凹，没有阴道，盆腔不能触及子宫，患者多伴有泌尿系统、骨骼或心血管系统畸形。

2.始基子宫（rudimentary uterus）　双侧副中肾管融合后不久即停止发育，子宫极小，多数无宫腔或为一实体肌性子宫；无子宫内膜。患者没有月经来潮，表现为原发性闭经。

3.实质子宫 没有宫腔及内膜，表现为原发性闭经。

4.幼稚子宫（hypoplastic uterus） 为双侧副中肾管融合形成子宫后发育停止所致，有子宫内膜。子宫发育不良，无月经来潮或月经量极少，子宫体与子宫颈之比小于3：1。

三、诊断与鉴别诊断

详细询问病史、仔细体格检查、辅助检查仅用超声即可确诊。超声均可在盆腔探及正常卵巢回声。

1.先天性无子宫 盆腔内不能探及子宫回声，阴道为盲端或没有阴道回声。

2.始基子宫 膀胱后方可见一肌性结节，内无明显子宫内膜。

3.幼稚子宫 子宫大小小于正常子宫，宫颈与宫体的比例为1：1或2：1，子宫内膜显示或不显示。

四、临床处理

先天性无子宫、始基子宫、实质子宫无特殊处理，通过ART与代孕，可使这些女性拥有遗传学上的子代。但因代孕技术可引起社会家庭的不稳定，我国现禁止代孕技术，不过子宫移植可为这些女性带来曙光。在瑞典，一位35岁MRKH综合征女性已通过子宫移植及ART助孕方式成功足月分娩，该报道同时证明子宫即使是来自已绝经的供体，活体子宫移植仍是可行的。由于雌激素会导致骨骺提前愈合，影响身高的生长，因此在身高停止生长后幼稚子宫患者可应用小剂量雌激素刺激子宫及子宫内膜生长。

第九节 子宫畸形合并不孕行辅助生殖技术助孕结局

子宫畸形患者有的类型可以正常妊娠和分娩，但仍有少术患者因会有诸多的其他不孕因素需实施辅助生殖技术（assisted reproductive technology，ART）助孕，其妊娠结局应引起临床医师的关注。现将自然受孕和ART受孕的妊娠结局总结如下。

一、等待自然受孕

弓形子宫可以自然受孕，但妊娠中期容易流产，其机制尚不清楚。

单角子宫虽然可以自然受孕，但易流产、早产、胎儿宫内发育迟缓致使胎儿存活力明显降低。

单角子宫合并交通性残角子宫，一旦残角子宫自然受孕后，因残角子宫肌层发育差，蜕膜薄弱，妊娠后容易破裂。7%～9%单角子宫合并残角子宫者若发生与子宫相通的残角子宫妊娠，将给孕妇带来极大风险，故需切除残角子宫。腹腔镜下应将单角子宫腔不相通的残角子宫切除后妊娠视为高危妊娠，做好孕期监视至关重要。

双角子宫，目前认为双角子宫基本不需要手术治疗，但有学者报道对复发性流产、早产等排除其他原因者，可行经腹子宫整形术，使足月妊娠率提高达90%，明显改善生殖预后。

双子宫，一般而言，双子宫患者其中一个发育接近正常，可以自然受孕，另一个发育欠佳，较正常子宫患者仅早产率略有升高，受孕后若发生过复发性流产、早产等排除其他因素者可以行子宫整形术，但手术难度大，目前尚无证据表明术后可明显改善患者的生殖预后。

二、实施ART技术

双角子宫：对双角子宫实施ART后流产率高，多发生在孕8～14周，胎膜早破发生时间较早，有反复流产史者助孕结局差，可能的原因：宫腔形态异常，妊娠后宫腔内压力不均，导致子宫不协调收缩；宫腔容积小，孕囊生长受限；未孕宫腔内膜发生蜕膜变性出血引起子宫收缩而易流产。

值得注意的是，双角子宫和双子宫患者在ART前需对优势宫腔容积进行充分评估，对优势宫腔容积较小者应行子宫整形术后再行ART。在助孕过程中限制移植胚胎数量，以便容纳胎儿成熟，降低早产率。

纵隔子宫：子宫纵隔依据不同的类型可以自然受孕，但容易发生流产、早产、死胎等不良结局。目前认为，合并不孕的子宫纵隔，实施宫腔镜下纵隔切除术后妊娠率可达60%，活产率为45%。复发性流产者由术前的88%降至术后的14%，足月活产率由3%上升至80%。

子宫纵隔切除术后再行ART治疗其妊娠率、活产率显著升高，这可能是宫腔容积增加，胚胎更容易种植的原因。因此，学者们认为，子宫纵隔切除术的指征是长期原因不明的不孕患者，年龄超过35岁，意愿施ART的患者，曾有过产科并发症者。

综上所述，随着ART的发展，子宫畸形伴不孕患者行ART治疗的结局已引起临床医师的关注。学者们认为，子宫畸形时ART治疗的助孕结局较普通不孕者差。这是因为，子宫畸形患者往往合并子宫或卵巢血管异常，血供减少，导致内膜发育异常，卵巢反应不良；子宫形态异常致使宫腔容积减少、内膜发育差、容受性低而导致胚胎种植率下降；子宫畸形患者的心理状态不佳增加了不良妊娠的风险，在孕期、分娩期及产后均可出现异常情况，并发症可明显增多。

鉴于上述情况，提出如下措施：子宫畸形伴不孕患者，应当排除其他不孕因素后行矫治手术，继后再行ART治疗，其着床率、妊娠率、活产率均提高；子宫畸形患者行ART应严格控制胚胎移植数量，以减少多胎妊娠的发生；子宫畸形患者妊娠后要减轻精神压力、减少活动、加强孕期检查及监护，从而减少或不发生产科并发症，有助于获得更好的妊娠结局。

病例与解析

病例一

患者，25岁，主因停经45天，孕检发现残角子宫妊娠于2016年1月26日入院。

体格检查：已婚未产型外阴，阴道通畅，宫颈光滑，子宫正常大小，子宫右侧可触及约4cm×4cm×5cm包块，轻压痛，左侧未触及明显异常。

　　于当日行腹腔镜探查术，术中见子宫左侧与输卵管相连，右侧为一约5cm×5cm×5cm包块，表面呈紫蓝色，右侧与输卵管相连，双侧卵巢未见明显异常。考虑患者为右侧残角子宫妊娠，遂行右侧残角子宫+右侧输卵管切除术。

　　解析：残角子宫为先天性女性生殖器官发育异常，残角子宫妊娠是较罕见的异位妊娠，由于其发病率低，且缺乏典型的临床表现容易被误诊。由于残角子宫肌层多发育不良，无法承受胎儿生长发育，尽管偶有足月妊娠胎儿存活的报道，大约有50%未及时发现的残角子宫在妊娠晚期发生破裂。此外，残角子宫妊娠的并发症还包括早产、胎先露异常及胎盘附着部位异常。

　　我院2014年1月1日至2016年4月31日共收治异位妊娠患者726例，其中5例为残角子宫妊娠，占0.68%。5例残角子宫妊娠中1例残角子宫妊娠破裂，其余4例均早期得以诊断，5例患者均接受了腹腔镜残角子宫及同侧输卵管切除术，预后良好。残角子宫妊娠诊断方法为HCG联合超声检查。超声诊断标准包括双侧宫角不对称，缺少连续的组织包绕孕囊、子宫及宫颈及孕囊周围由肌性组织包绕。一旦早期诊断，即施腹腔镜切除。

病例二

　　患者，28岁，主因自然流产后4个月，发现子宫纵隔3个月，于2016年2月24日入院。

　　患者4个月前无明显诱因于孕40$^+$天自然流产，之后给予"清宫术"，术后复查超声提示"不全纵隔子宫"而入院。平素月经规律，5～7/28天，LMP 2016年2月18日。G_3P_0，2014年8月孕7个月因"胎儿畸形"引产，2015年7月，2015年10月分别自然流产。妇科检查：已婚外阴，阴道畅，宫颈光滑，子宫前位，正常大小，双侧附件未见明显异常。超声示不全纵隔子宫。于2016年2月24日在超声监测下行宫腔镜不全子宫纵隔电切术，术中子宫颈管未见明显异常，子宫底内膜向宫腔内突出一纵隔，宽约1.5cm，纵隔下缘达宫体中部，双侧输卵管开口清楚可见，遂施纵隔切除术，手术顺利，术后放置水囊6ml。术后给予补佳乐3mg，1次/天，口服，2016年6月开始监测排卵。2016年11月3日复诊时孕11^{+5}周。

　　解析：

　　手术指征：纵隔子宫分为部分子宫纵隔和完全子宫纵隔。倘若既往无不良孕产史可先试孕。有生育要求及有不孕、不良产史者，可在腹腔镜或B超监护下行宫腔镜子宫纵隔切除术。

　　妊娠时机：由于宫腔镜子宫纵隔电切术不破坏子宫肌壁的完整性，因而显著缩短了术后需避孕等待子宫修复的时间，而且也减少了妊娠后子宫破裂的风险。夏恩兰教授等主张该类患者术后3个月即可受孕，半数以上的患者在术后1年之内妊娠，术后7～12个月是妊娠的高峰时期，所有妊娠者在孕期或分娩过程中，无子宫破裂发生。

　　术后早期宫腔镜检查随访的作用：在术后进行过2次宫腔镜检查随访的患者中，有近1/4的患者术后第1个月检查时发现宫底有轻度膜样粘连，此种粘连通过宫腔镜检查镜体划动即可达到分离效果，再于第3个月随访时宫腔镜检查，这些患者术后宫底形态基本恢复良好。只于术后第2、3个月进行宫腔镜检查的患者，发现部分患者宫底已形成致密粘连，检查镜镜体已很难进行分离，这将最终影响宫腔形态。综上说明术后早期随访意义较大，能够及时发现并处理膜样粘连，防止日后较为致密的粘连发生。因此，建议TCRS患者应在第1次月经来潮后1周内行宫腔镜检查随访。

病例三

患儿，12岁，因经期腹痛半年逐渐加重入院。

11岁月经初潮，5～6天/30天，半年前出现经期腹痛，且逐渐加重。直肠指检示外阴发育好，单阴道口，子宫后位、稍大，宫底宽，压痛明显，双侧附件区未见明显异常。TRS：子宫后位，宫壁回声均匀，内膜规则，宫腔右侧可见另一腔回声，内为暗区，暗区内见片状强回声（积血），此腔与左侧宫腔不相通。泌尿系统超声：双肾、输尿管未见明显异常。初步诊断：Robert子宫。治疗经过：静脉麻醉、超声监测下行宫腔镜不对称中隔切除术。于宫颈置镜，宫腔呈单角，仅见左侧输卵管开口，超声提示膨宫液自左侧输卵管进入腹腔，与右侧盲腔不相通，盲腔与宫颈不相通，两腔中间的不对称隔厚约2cm。超声引导下自左向右切除此隔，切开后见"巧克力样"液体流出，冲洗干净后沿出口进入右侧盲腔，再自右向左切除中隔，使宫腔呈不全纵隔状，此后方法同不全纵隔切除。术后给予雌激素促进子宫内膜修复。术后随访：宫腔形态基本正常，内膜正在修复中。

解析：Robert子宫比较罕见，往往易于误诊，超声提示子宫外形平整，宫腔一侧出现盲腔，宫腔镜检查提示与宫颈相通的宫腔呈单角子宫表现，仅见一个输卵管开口；超声监测下行宫腔镜检查，膨宫后两腔之间没有通道即可诊断。

手术的难度取决于隔板的厚度，隔板与闭锁侧宫壁间的距离。建议在月经期后进行手术，以积血作为指示，切开隔板，使两腔相通，之后的处理同不全纵隔子宫。手术需在经验丰富的妇产科医师与超声医师的共同配合下完成。

（张明乐　王　玮）

参 考 文 献

段华，赵艳，于丹，等，2005.子宫中隔及宫腔镜子宫中隔切除术对妊娠及其结局的影响［J］.中华妇产科杂志，40（11）：735-738.

夏恩兰，彭雪冰，马宁，等，2013.宫腔镜手术治疗单角子宫成功妊娠3例报告及文献复习［J］.中华妇产科杂志，48（9）：689-691.

夏恩兰，于丹，黄晓武，等，2015.宫腹腔镜联合完全双角子宫成形术后成功分娩四例报告及文献复习［J］.中华妇产科杂志，50（10）：777-779.

郑杰，夏恩兰，2008.子宫中隔切除术后预防粘连方法探讨［J］.中国基层医药，15（6）：938-940.

Alborzi S, Asadi N, Zolghadri J, et al, 2009. Laparoscopic metroplasty in bicornuate and didelphic uteri ［J］. Fertil Steril, 92（1）：352-355.

Balayla J, Dahdouh EM, Lefkowitz A, et al, 2015.Livebirth after uterus transplantation［J］. Lancet, 385：607-616.

Braun P, Gran FV, Pons RM, et al, 2005. Is hysterosalpingography able to diagnose all uterine malformations correctly? A retrospective study［J］. Eur J Radiol, 53（2）：274-279.

Chan YY, Jayaprakasan K, Tan A, et al, 2011.Reproductive outcomes in women with congenital uterine anomalies：a systematic review［J］. Ultrasound Obstet Gynecol, 38（4）：371-382.

Djakovic A，Rieger L，Wirbelauer J，et al，2007. Severe fetal growth retardation in a patient with uterus bicornis，velamentous insertion and partial placental abruption in the 26th week of gestation：a case report ［J］. Z Geburtshilfe Neonatol，211（4）：169-173.

Fedele L，Bianchi S，1995. Hysteroscopic metroplasty for septate uterus ［J］. Obstet Gynecol Clin North Am，22：473-489.

Fernandez H，Garbin O，Castaigne V，et al，2011.Surgical approach to and reproductive outcome after surgical correction of a T-shaped uterus ［J］. Hum Reprod，26：1730-1734.

Giacomucci E，Bellavia E，Sandri F，et al，2011.Term delivery rate after hysteroseopic metroplasty in patients with recurrent spontaneous abortion and T-shaped，arcuate and septate uterus ［J］. Gyneeol Obstet Invest，71：183-188.

Golan A，Langer R，Neuman M，et al，1992.Obstetric outcome in women with congenital uterine malformations ［J］.J Reprod Med，37：233-236.

Golan A，Langer R，Neuman M，et al，1992.Obstetric outcome in women with congenital uterine malforelations ［J］.J Reprod Med，37：233-236.

Jayasinghe Y，Rane A，Stalewaki H，et al，2005.The presentation and early diagnosis of the rudimentary uterine horn ［J］.Obstet Gynecol，105（6）：1456-1467.

kar ME，Bayar D，Yildiz S，et al，2005.Reproductive outcome of women with unicoruuate uterus ［J］. Aust N Z J Obstet Gynaecol，45：148-150.

Kipersztok S，Javitt M，Hill MC，et al，1996. Comparison of magnetic resonance imaging and transvaginal ultrasonography with hysterosalpingography in the evaluation of women exposed to diethylstilbestrol ［J］. J Reprod Med，41：347-351.

Liatsikos SA，Tsikouras P，Souftas V，et al，2010.Diagnosis and laparoscopic management of a rudimentary uterine horn in a teenage girl，presenting with haematometra and severe endometriosis：our experience and review of literature ［J］.Minim Invasive Ther Allied Technol，19（4）：241-247.

Lin PC，2004. Reproductive outcomes in women with uterine anomalies ［J］. J Women's Health （Larchmt），13（1）：33-39.

Lolis DE，Paschopoulos M，Makrydimas G，et al，2005. Reproductive outcome after strassman metroplasty in women with a bicornuate uterus ［J］. J Reprod Med，50（5）：297-301.

Neschi M，Manesehi F，Fuea G，1988. Reproductive impairment of women with unicornuate uterus ［J］. Acta Eur Fertil，19：273-275.

Pelosi MA，1996. Laparoscopic-assisted transvaginal metroplasty for the treatment of bicornuateuterus：a case study ［J］. Fertil Steril，65（4）：886-980.

Robert H，1970. Asymmetrical bifidities with unilateral menstrual retention（apropos of 12 cases）［J］. Chirurgie，96（11）：796-799.

Sugaya S，2010.Twin pregnancy after in vitro fertilization in a woman with a unicornuate uterus ［J］.Clin Exp Obstet Gynecol，37（4）：317-318.

Wang S，Shi X，Hua X，et al，2013. Hysteroscopic transcervical resection of uterine septum ［J］. JSLS，17（4）：517-520.

Yassaee F，Mostafaee L，2011. The role of cervical cerclage in pregnancy outcome in women with uterine anomaly ［J］. J Reprod Infertil，12（4）：277-279.

Zorluc G，Yalcin H，Ugur M，et al，1996. Reproductive outcome after metroplasty ［J］. Int J Gynecol Obstet，55（1）：45-48.

第八章

输卵管发育异常

输卵管是精子和卵子相遇受精的场所，也是向子宫腔运送受精卵的通道。输卵管性不孕是导致女性不孕的主要原因，其中输卵管发育异常是导致输卵管性不孕的原因之一。

在胚胎发育过程中，于第7周时，中肾管（午非管）开始退化，米勒管（副中肾管）继续发育，至胚胎12周时其头段发育成输卵管，在此发育节段如果受到影响，会导致输卵管发育受阻，造成不同类型的输卵管发育畸形。由于子宫和输卵管是由两个副中肾管发育、融合，中隔被吸收演变而来，所以输卵管的畸形常与子宫畸形同时存在。

输卵管发育异常非常少见，较子宫、宫颈、阴道畸形的发生率低得多，并且无症状，不容易被发现，临床报道很少。多在手术中发现，临床可见输卵管未发育、输卵管发育不全、副输卵管、重复输卵管、双腔输卵管、输卵管中部阶段性缺失、输卵管缩短、蜷缩或呈囊带状等表现。

异常的输卵管可能成为不孕的因素或诱发输卵管妊娠，术中发现应予以切除。

第一节　输卵管的临床解剖

1. 输卵管　左右各一，内端起始于宫角，外端呈伞状游离。全长8～14cm，平均长9.5cm。其结构由内端向外分为间质部（长1～1.5cm，内径0.5～1.0mm，最狭窄处200μm）；峡部（长2～4cm，内径2～3mm）；壶腹部（长5～8cm，内径5～10mm）；漏斗部（长1～1.5cm），其周缘为多个放射状不规则突起形成伞。

输卵管的组织结构由内向外分为黏膜层、肌层、浆膜层。黏膜层：系高柱状上皮，其中纤毛细胞占20%～30%，以维持其正常蠕动，输送卵子和受精卵；无纤毛细胞占55%～65%，具有分泌输卵管液的功能。肌层：由内、中、外三层不同走向的肌束交错，构成网状，引起输卵管蠕动。肌层由具有多种激素受体和神经纤维，受雌、孕激素、前列腺素和神经递质的调控。浆膜层：即阔韧带的上缘，为腹膜的一部分，容易分离。输卵管与卵巢之间的阔韧带部分为输卵管系膜，内含血管，当扭曲时可影响输卵管及卵巢的功能。

2. 血管　输卵管的动脉源于卵巢动脉和子宫动脉的输卵管支与子宫底的输卵管峡支。输卵管静脉与同名动脉伴行，注入子宫静脉和卵巢静脉。子宫静脉的输卵管支外径3.7mm，手术时应避免损伤或扭曲输卵管静脉，否则会导致盆腔血流动力学改变，发生盆腔淤血症。

3.淋巴　输卵管和卵巢淋巴管伴随卵巢动静脉走行，其集合淋巴管向上注入腰淋巴结。由于淋巴管瓣膜的作用，两者的淋巴不能通过吻合支相互逆流。但当集合淋巴管被阻塞时，则有可能出现阻塞现象，导致逆行淋巴转移。

4.神经　来源于盆腔神经丛、卵巢神经丛，其小的分支达输卵管。输卵管交感神经的肾上腺能纤维可以控制其肌肉活动。

第二节　输卵管未发育

双侧输卵管未发育多数合并先天性无子宫，与双侧副中肾管不发育或发育受阻有密切关系，罕见有双侧输卵管缺如而子宫与卵巢发育正常的报道。

单侧输卵管未发育，为一侧副中肾管未发育所引起，常伴有同侧子宫缺如，该侧的卵巢、输尿管、肾脏往往同时缺如，即单角子宫（图8-1）。

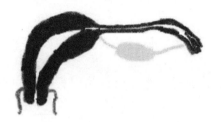

图8-1　单侧输卵管未发育

第三节　输卵管发育不全

发育不全的输卵管外形往往细长且弯曲，并伴有不同程度的肌肉发育不全，是最常见的输卵管发育异常，部分输卵管无管腔或部分管腔不通畅，造成不孕。部分输卵管有憩室或副口导致异位妊娠。

第四节　副 输 卵 管

在正常的输卵管附近有一小型输卵管，可有伞端，近端可与正常的输卵管相通或阻塞，可以造成不孕或引发输卵管妊娠，术中发现应给予切除（图8-2）。

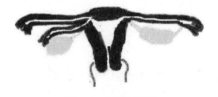

图8-2　副输卵管

第五节 重复输卵管

单侧或双侧有两条发育正常或发育异常的输卵管，发生机制不明，两条输卵管均有管腔，外形相似，结构相同，两条多与子宫腔相通，此类患者一般无临床症状，多在行输卵管结扎术或腹腔手术时发现（图8-3）。

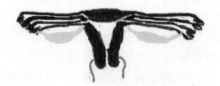

图8-3 重复输卵管

第六节 双腔输卵管

两条输卵管共同起始于子宫间质部或自输卵管峡部向下分出一岔管，中间分开，至壶腹部汇合而成一个伞端。此类畸形的输卵管可能成为不孕的因素或诱发输卵管妊娠，应给予切除（图8-4）。

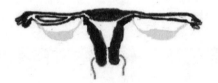

图8-4 双腔输卵管

第七节 输卵管副口

输卵管副口多见于输卵管壶腹部，单侧或双侧，口大小不一，副口边缘多被发育不良的伞端包围，形成花冠状漏斗，可通到主管，输卵管副口可一个或多个，也可发生在输卵管的其他部位，是异位妊娠的原因之一。

2013年，关菁报道称19例输卵管副开口中合并子宫内膜异位症者占89.5%（17/19），其中88.2%（15/17）为早期子宫内膜异位症，提出输卵管副口可能与子宫内膜异位症、不孕症有关。

第八节 输卵管中部节段状缺失

类似输卵管结扎绝育手术的状态，缺失的输卵管组织镜下观察呈纤维肌性。2011

年华西第二医院不孕手术探查术中发现一例双侧输卵管近端与同侧圆韧带融合，其中约3cm缺失，远端呈盲端与壁腹膜粘连的病例，这类畸形少见，多在术中检查发现。在临床还有罕见的输卵管畸形，如输卵管缩短、蜷缩或呈囊袋状，多见于其母亲孕期有服用己烯雌酚病史者。如果同时出现有两种或两种以上的类型的输卵管畸形，称为输卵管复合畸形。

病例与解析

詹德荣、摆桂珍于2009年曾报道一例副输卵管病例，患者行输卵管结扎术，手术顺利，但术后再次妊娠，考虑结扎失败，在终止妊娠后又行二次结扎术，术中发现患者双侧输卵管已结扎，在右侧子宫角后面发现一条副输卵管并且与子宫腔相通，是导致患者结扎术后再次受孕的原因，术中行副输卵管的切除。

输卵管的畸形非常少见，发生率很低，无症状，不容易被发现，医师在行输卵管手术时仔细探查，了解输卵管的解剖关系是很重要的，尤其是在简单的输卵管结扎术中仔细探查是值得重视的，以免遗漏对输卵管发育畸形的诊断。

（李晓冬　李　雪）

参 考 文 献

葛杏林，王振海，2006.女性盆腔疼痛诊疗学［M］.郑州：郑州大学出版社.

关菁，郑兴邦，沈浣，2013.腹腔镜手术治疗输卵管副开口的妊娠结局分析［J］.中国微创外科杂志，13（10）：887-889.

河北医科大学"人体解剖学编写组"，1977.人体解剖学 上下册［M］.北京：人民卫生出版社.

郎景和，张晓东，2010.妇产科临床解剖学［M］.济南：山东科学技术出版社.

苏应宽，徐增祥，江森，1995.新编实用妇产科学［M］.济南：山东科学技术出版社.

天津医学院，1975.妇产科学［M］.北京：人民卫生出版社.

王淑贞译，1963.妇产科学［M］.北京：人民卫生出版社.

吴瑞芳译，2010.外阴阴道良性疾病［M］.第5版.北京：人民军医出版社.

谢志红，2013.女性生殖系统发育异常诊断治疗学［M］.合肥：安徽科学技术出版社.

詹德荣，摆桂珍，2009.单侧副输卵管致绝育术失败1例［J］.中国计划生育学杂志，163（5）：297-298.

张瑛，徐克惠，桥林，2011.输卵管发育异常1例［J］.现代妇产科进展，20（9）：733.

第九章

卵巢发育异常

卵巢是女性内生殖器的重要组成之一，具有生殖和内分泌作用。胚胎3周时在卵黄囊内胚层内面出现原始生殖细胞，4～6周时原始生殖细胞经后肠迁徙至性腺部位，在迁徙的同时生殖细胞开始增殖，形成原始性腺，原始性腺向卵巢或睾丸分化取决于性染色体上有无睾丸决定因子，睾丸决定因子位于Y染色体短臂末端，女性染色体核型（46,XX）没有Y染色体，没有睾丸决定因子的作用，在胚胎10～11周原始性腺向卵巢分化。

在原始性腺细胞迁徙和增殖分化的过程出现异常就可能导致卵巢的发育异常。临床可见卵巢未发育、发育不全、卵巢异位和副卵巢。

第一节　卵巢的临床解剖

卵巢为实质性器官，由皮质、髓质、卵巢门三部分构成。其功能为周期排卵（生殖）和分泌激素（内分泌）（图9-1）。

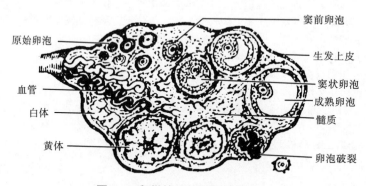

图9-1　卵巢的结构与周期性变化

一、卵巢形态

性成熟妇女卵巢左侧（2.93cm×1.48cm×0.82cm）大于右侧（2.88cm×1.38cm×0.83cm），而胚胎期则相反。总重量（双）14g（10～16g）。卵巢大小也与卵巢发育周期变化相关。卵巢分上下两端，内外两面，前后两缘。整个卵巢包裹在子宫阔韧带的后层内，故属于腹膜内位器官。前缘又称卵巢系膜缘，较平直，其中部的裂隙为卵巢门，是卵巢血管、淋巴管和神经出入之处。后缘称游离缘，较隆凸向后方。卵巢内侧面朝向盆腔，外侧面与盆壁相连。上端钝圆与输卵管相接，称为输卵管端，下端略尖称为子宫端。

二、卵巢位置与固定

卵巢位于骨盆髂内外动脉起始部交叉处的卵巢窝内，其上端相邻输卵管，下端为子宫，前缘位于脐动脉索后方，后方位于输尿管前方。妊娠时随子宫增大而卵巢上移。老年妇女的卵巢位置更低。输卵管与卵巢密切相关，其伞端附着于卵巢上端，漏斗部附于其后缘上部，壶腹部位于其前缘下部。卵巢的固定装置如下：

1.卵巢系膜　是阔韧带后叶包被卵巢而形成，内有血管、淋巴管和神经。卵巢系膜底部有输尿管走行，对临床手术有重要意义。

2.卵巢悬韧带、骨盆漏斗韧带　是子宫阔韧带外缘上部的腹膜皱襞，它从卵巢输卵管端向上延伸至骨盆上口，髂总血管分叉处，止于骶髂关节前方。该韧带粗大，对卵巢有一定固定作用。

3.卵巢固有韧带　是由平滑肌、纤维结缔组织构成，位于卵巢内侧面，与子宫角附近的肌纤维相接。

三、卵巢的附属器官

卵巢的附属器官是性腺发育过程中残留于卵巢系膜内的胚胎组织（图9-2）。

1.卵巢冠　位于卵巢系膜内，由10～20条横行小管（具有分泌功能）和一条卵巢冠纵管构成。横行小管来源于中肾小管，一端靠近卵巢，另一端以直角汇入卵巢纵管。该管平行并靠近输卵管，是中肾管退化残留的部分。

2.囊状（泡状）附件　是中肾管头端的残迹，从卵巢冠向下垂的纤维上皮小囊，内

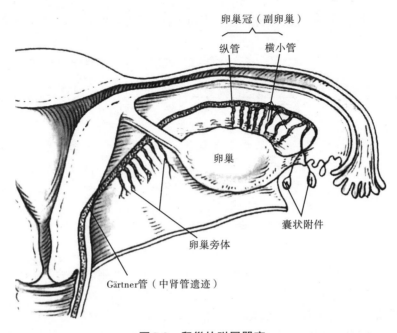

图9-2　卵巢的附属器官

含透明液体。

3.卵巢旁体　由少量上皮小管和血管球组成，是胚胎中肾尾侧部中肾小管的残迹，位于近宫角处的卵巢系膜内。常见于新生儿，5岁后可退化。

四、卵巢的血管、淋巴和神经

1.卵巢的动脉　由腹主动脉分出（左侧可来自左肾动脉），下行跨过输尿管与髂外动脉一起向内斜行至盆腔，再经骨盆漏斗韧带内行，经卵巢门达卵巢，也有分支达输卵管、宫角旁，并与子宫动脉的卵巢支相吻合。左卵巢静脉注入左肾静脉，右侧则注入下腔静脉。

2.淋巴管　卵巢皮质内的淋巴仅于成熟卵泡的外层有毛细淋巴管网，与髓质的淋巴管网相通。髓质内淋巴管伴血管走出卵巢门，与子宫、输卵管的集合淋巴管相吻合。因此，当淋巴回流受阻时，一个器官的淋巴可能通过上述的淋巴管网逆流到另一器官，这也是盆腔内器官炎症、肿瘤扩散或转移的途径。右侧卵巢集合淋巴管沿卵巢动静脉上行，注入到主动脉与下腔静脉之间的淋巴结、下腔静脉前外侧淋巴结。左侧卵巢集合淋巴管向上注入主动脉与前外侧淋巴结，一部分可至闭孔淋巴结。卵巢的淋巴亦可通过子宫及宫骶韧带至髂内淋巴结，或经圆韧带至髂外淋巴结和腹股沟淋巴结。

3.神经　由卵巢神经丛和子宫神经丛沿卵巢动脉经卵巢进入髓质，形成神经丛。再从该丛发出神经纤维进入皮质内，分布于血管壁上。在次级卵泡内、闭锁卵泡内、黄体和白体内都可有极细的神经纤维分布。

第二节　卵巢发育不全

双侧卵巢发育不全多见于先天性卵巢发育不全综合征，又称特纳综合征患者，多见核型为45,X，卵巢外观细长而薄，色白质硬甚至仅为条索状痕迹，无卵泡（详见第五章第四节一、"先天性卵巢发育不全"）。

单侧卵巢发育不全见于单角子宫，常伴有同侧输尿管甚至肾脏缺如。

第三节　卵巢异位

卵巢在发育过程中受阻，仍停留在胚胎期的位置而未下降至盆腔，位置高于正常卵巢位置，如位于肾脏下极附近或位于后腹膜组织间隙内，常伴有卵巢发育不良。如下降过度，可位于腹股沟疝囊内。所有异位的卵巢都有发生肿瘤的倾向，应给予切除。

第四节　副　卵　巢

在正常卵巢附近或远离正常卵巢部位出现多余的卵巢组织，称为副卵巢。可与正常卵巢相连，但更多的是位于靠近子宫或子宫角附近的阔韧带内，一般较小，直径＜1cm，偶有2～3个副卵巢一起出现，常呈结节状，易误认为是淋巴结，需要通过组织学病理检查获得正确的诊断，副卵巢罕见，无症状，多在因其他疾病手术时发现，发现后应给予切除。

问题与思考

卵巢冠囊肿与卵巢囊肿如何鉴别?

卵巢冠囊肿是输卵管与卵巢之间的输卵管系膜内的中肾管遗迹所引起的一种潴留囊肿,形状类似卵巢囊肿,囊肿较小时无症状,仅在不孕或其他体格检查时发现,一般超声提示为附件区囊性肿物。临床误诊为卵巢囊肿的概率很大,但两者的组织来源、肿物性质及预后不相同,在术前诊断时要力求准确。两者的鉴别可以从体格检查和超声两方面注意,在内诊体格检查时,如果肿物质软、张力小、活动度大可考虑卵巢冠囊肿,如果在肿物下方或内侧触及正常的卵巢时就可以明确诊断;在超声检查中若将肿物上推时发现下方正常卵巢图像,则可提示为卵巢冠囊肿。

(李晓冬 李 雪)

参 考 文 献

葛杏林,王振海,2006.女性盆腔疼痛诊疗学 [M].郑州:郑州大学出版社.

河北医科大学"人体解剖学编写组",1977.人体解剖学 上下册 [M].北京:人民卫生出版社.

郎景和,张晓东,2010.妇产科临床解剖学 [M].济南:山东科学技术出版社.

亓俊华,耿少卿,2001.右侧副卵巢颗粒——卵泡膜细胞瘤1例 [J].实用妇产科杂志,17(1):58-59.

苏应宽,徐增祥,江森,1995.新编实用妇产科学 [M].济南:山东科学技术出版社.

天津医学院,1975.妇产科学 [M].北京:人民卫生出版社.

王淑贞译,1963.妇产科学 [M].北京:人民卫生出版社.

吴瑞芳译,2010.外阴阴道良性疾病 [M].第5版.北京:人民军医出版社.

谢志红,2013.女性生殖系统发育异常诊断治疗学 [M].合肥:安徽科学技术出版社.

姚元庆,杨艳红,2006.先天性卵巢发育不全综合征 [J].中国实用妇科与产科杂志,2(5):341-342.

第十章

影像学检查在女性生殖器官畸形中的诊断价值

随着影像学的快速发展，其在女性生殖道畸形的辅助检查中越来越必不可少。结合患者病史、仔细体格检查和辅助影像学检查，正确诊断率明显提高，而影像学检查对指导早期诊断、恰当治疗及预后评估有重要临床价值。

第一节　影像学检查的原理

临床上常用的影像学检查有 B 型超声（二维、三维）、磁共振成像（MRI）、输卵管超声造影、子宫输卵管造影术（HSG）、附加直肠水囊腹部超声检查、计算机断层扫描（CT）等。必要时还需辅助内镜检查。

一、超声

超声成像是利用超声波的物理特性和人体器官组织声学特征相互作用后所产生的信息，经处理后形成图像的技术。

1.二维超声　临床上常用的有经腹超声、经阴道超声、经会阴超声及经直肠超声等。二维超声可以显示脏器的外形和内部结构，观察女性内生殖器形态、大小、位置及毗邻关系。由于无电离辐射，操作简易，二维超声是临床首选的检查方法。经腹、经腔内超声检查已广泛应用于临床，经腹诊断生殖道畸形的准确率仅为59%，而经腔内则为90%～92%，但其观察范围小，易受肠气干扰。

2.三维超声　即在二维超声的基础上采用三维容积探头增加了冠状切面模式获取三维容积图像，与二维超声相比，诊断子宫畸形的准确性及可重复性更高，灵敏度为98%，特异度为96%，更能准确地判断双角、弓形、纵隔子宫，临床已广泛应用。

二、子宫输卵管超声造影

子宫输卵管超声造影即用特殊的宫腔导管注入超声显影剂六氟化硫微泡（声诺维，Sonovue）充盈宫腔及输卵管并形成超声影像，能够明确子宫腔的病变及输卵管通畅程度，获得更多更准确的信息，操作简易、安全，无创无辐射，在某种程度上可以替代HSG，能够较好地鉴别双角子宫和纵隔子宫。

三、子宫输卵管造影

子宫输卵管造影（HSG）即将显影剂（碘化油或泛影葡胺）经宫颈注入宫腔，在 X 线屏幕上动态观察和记录宫颈、子宫腔形态大小、输卵管通畅程度及造影剂在盆腔内的弥散情况。缺点是不能观察到子宫外形；对双角、单角和纵隔子宫与正常子宫鉴别准确性差；对生殖道合并泌尿道畸形的诊断效果更差；在X线下操作对身体不利；不能提供有用的组织学信息。

四、直肠水囊置入法

当经腹部超声探查盆腔病变显示不佳时，可将特制水囊置入直肠，使液体充盈，可在充盈的膀胱水囊间探查发育不良的子宫、阴道及卵巢回声。此法可减少肠气干扰，增加后透声窗，使子宫双附件显示率增加，提高确诊率。

五、磁共振成像

磁共振成像（MRI）是利用人体中的氢原子核（质子）在磁场中受到射频脉冲的激励而发生磁共振现象，产生磁共振信号，经过信息的采集和计算处理而获得重建断层图像的成像技术。其特点是对软组织的分辨率高，多参数、多方位成像，无创、无电辐射是诊断生殖器官畸形非常好的辅助方法，准确率近100%。它能较好地显示子宫腔及外形的轮廓，组织类型，内膜及肌层比例，阴道、宫颈发育情况；还能测量盆腔脏器的径线；判断生殖道与泌尿道畸形的关系。但对显示输卵管、宫腔粘连方面有一定的局限性。

六、计算机断层扫描

计算机断层扫描（CT）是利用X线对人体层面进行扫描获得的信息经计算机处理而得到的该层面的重建图像，系数字化成像。CT对软组织的成像远不如MRI，且仅能做横断面成像。CT检查很少应用于生殖道畸形的诊断，且有一定的辐射性，对育龄妇女应慎用。

七、生殖道合并泌尿道畸形的影像学检查

在生殖道畸形中约30%同时伴有泌尿道畸形。其影像学检查主要方法有超声检查、经静脉尿路造影（intravenous urography，IVU）、排泄法膀胱尿道造影（voiding cystourethrogrography，VCUG）、CT、MRI和磁共振尿路成像（magnetic resonance urography，MRU）等。超声是首选的筛查方法。CT在生殖道畸形合并泌尿道畸形诊断中有重要应用价值，如用CT增强延迟扫描，对肾、输尿管异常的诊断可提供信息；MRI检查可以有效地显示肾的大小、形态、位置及发育异常情况，显示输尿管的走行、膀胱的形态等。

第二节　影像学检查在阴道发育异常诊断中的应用

绝大部分患者经超声可确诊。但阴道斜隔常合并子宫、输卵管、肾和输尿管畸形，需同时行HSG或泌尿系统影像学检查。

一、处女膜闭锁

超声检查可明确诊断（图10-1）。患者如有月经来潮则多数闭锁以上的阴道、宫颈、宫腔、输卵管扩张积血，或伴有多个液性暗区或密集光点，少数患者可以合并卵巢囊性包块，内有密集均匀光点［子宫内膜异位症（巧克力囊肿）］；如未有月经来潮则多数无症状或仅有阴道积液或积血。

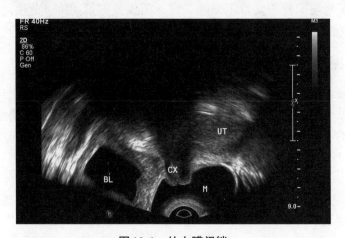

图10-1 处女膜闭锁

患者未有月经来潮，仅表现阴道内积液，宫颈及宫腔内回声正常

二、阴道闭锁或狭窄

因闭锁多位于阴道下段，超声可显示阴道中上段结构，内有气体线状强回声；当有积血时，则中上段阴道、子宫、输卵管可见无回声区。倘若阴道狭窄无闭锁者，因无积血，故无特殊超声声像图表现（图10-2）。

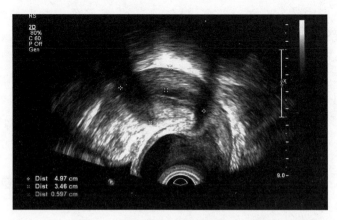

图10-2 阴道闭锁

阴道上段积血，宫颈及宫腔未见明显异常回声

三、阴道横隔

如果患者在经期或继发感染时，阴道上部与宫颈间可有积血，超声检查呈无回声区，而积液下方呈条索状强回声，阴道中下段及子宫正常（图10-3）。

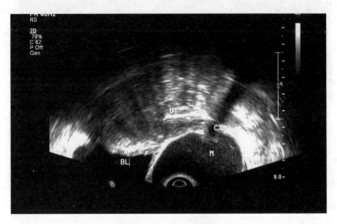

图10-3　阴道横隔
阴道上部与宫颈之间积血

四、阴道纵隔

超声检查对完全性或部分性阴道纵隔除显示双子宫外，无其他异常。

五、阴道斜隔

采用超声、HSG和泌尿系统影像学检查（图10-4、图10-5），超声可提示双子宫及一侧的子宫积血，宫颈扩张，亦可提示一侧的肾缺如。HSG可以显示阴道斜隔分型，即Ⅰ型，造影剂显示单角子宫及单输卵管；Ⅱ型，造影剂显示相同的单角子宫和单侧输卵管，但若从斜隔孔注入造影剂可见隔后腔，而隔后子宫很难显影；Ⅲ型，造影剂显示同侧子宫及与之相连的对侧隔后腔。HSG阴道斜隔分型同临床阴道斜隔分型是一

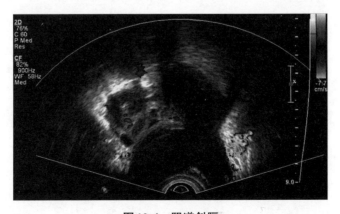

图10-4　阴道斜隔
双子宫，左侧宫颈及宫腔积血

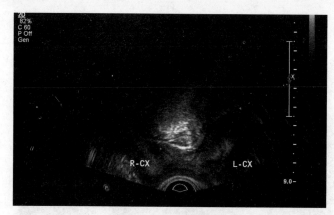

图10-5　阴道斜隔综合征
术后超声表现为双子宫

样的。泌尿系统显影检查可发现一侧肾及输尿管缺如。

六、先天性无阴道

超声检查图示为无阴道气线，同时显示无子宫或仅有始基子宫。很少显示有正常子宫。

第三节　影像学检查在宫颈发育异常诊断中的应用

超声检查是有效的宫颈发育异常的辅助诊断方法，但MRI检查可提供更明确的形态学变化。如伴有子宫发育异常者，应进行泌尿系统发育异常的相关检查。由于宫颈的胚胎发育机制复杂，临床上宫颈的成形手术是矫治畸形的一大难题。其难点是如何维持人工成形后宫颈的通畅或如何重建宫颈管的腺上皮使其分泌黏液，这些是需要今后深入研究的课题。根据1998年美国生育学会（AFS）分类，将宫颈发育不全分为宫颈缺如、宫颈闭锁、先天性宫颈管狭窄、宫颈角度异常、先天性延长症伴宫颈管狭窄、双宫颈六大类。中华医学会妇产科学分会建议将宫颈发育异常分为宫颈未发育（图10-6）、宫

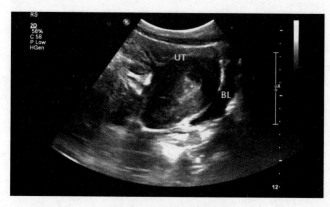

图10-6　宫颈未发育
宫体下方未见明显宫颈回声

颈完全闭锁（图10-7）、宫颈外口闭塞（图10-8）、条索状宫颈、宫颈残迹。以上宫颈发育异常均可用超声或MRI检查明确诊断。

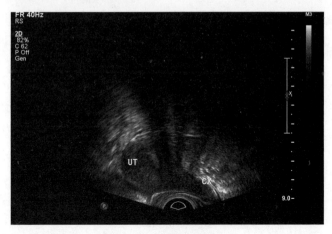

图10-7　宫颈完全闭锁
宫腔线终止于宫颈内口，宫颈为低回声结节

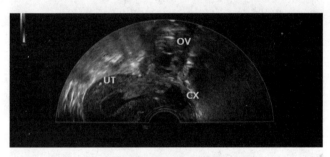

图10-8　宫颈外口闭锁
经血潴留于颈管及宫腔内

第四节　影像学检查在子宫发育异常诊断中的应用

在女性生殖道发育异常中，子宫发育异常是最常见的，是影响生育最重要的部位，子宫发育异常的类型很多，影像学检查对子宫发育异常的诊断有很好的辅助作用。然而，妊娠期间子宫形态会受到影响，因此妊娠期间不能轻易诊断子宫发育异常，需等子宫恢复后检查。

一、先天性无子宫

本病经超声检查可明确诊断，在充盈膀胱下腹部或经腔内超声反复扫描查找不到子宫回声，仅可见膀胱腹膜反折，在充盈的膀胱后方两侧可显示卵巢回声（图10-9）。

二、始基子宫

本病首选超声检查，在膀胱后方显示结节状回声，子宫极小，多数无宫腔或为一实体肌性结节，直径＜2.0cm，其中无内膜回声，阴道显示不清，两侧卵巢可显示（图10-10）。

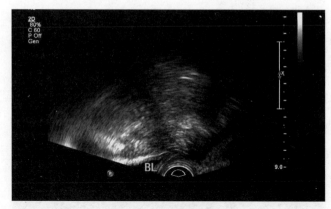

图10-9　先天性无子宫

盆腔未见子宫回声

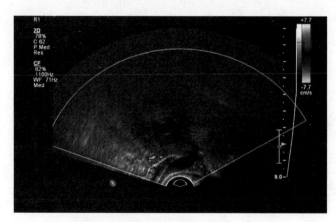

图10-10　始基子宫

膀胱腹膜反折后方仅见低回声肌性组织无内膜

三、幼稚子宫

本病首选超声检查，宫腔小，宫颈狭长，上宽下狭，宫体与宫颈之比为1∶3。超声显示子宫各径线均小于正常，前后径＜2.0cm，宫颈相对较长，有子宫内膜，一般卵巢发育正常（图10-11）。

四、残角子宫

本病首选超声检查，很多时候是在超声造影时发现，在超声下表现为宫腔回声呈筒状，仅可探及一侧宫角回声，在对应无宫角的一侧宫体与卵巢之间可探及一低回声结节，依据低回声结节有无内膜及与外界是否相通，又分为三型：Ⅰ型残角子宫有宫腔，并与单角子宫腔相通；Ⅱ型残角子宫有宫腔，但与单角子宫腔不相通；Ⅲ型为实体残角子宫，仅以纤维带相连单角子宫。对于子宫腔有内膜的残角子宫妊娠时需排除是否为残角妊娠。残角子宫常合并同侧泌尿系统发育异常，应做泌尿系统影像学检查（图10-12）。

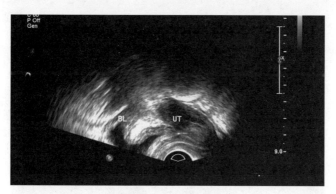

图10-11　幼稚子宫

子宫各径线均小，有子宫内膜

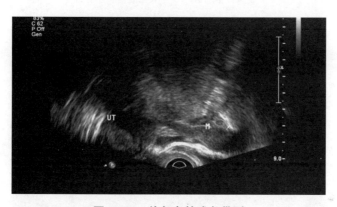

图10-12　单角合并残角Ⅲ型

宫腔回声呈筒状，仅可探及右侧宫角回声，左侧卵巢与宫体间见一低回声结节，内未见明显内膜回声

五、双子宫

本病超声检查可明确诊断。纵切时在盆腔内可见两个宫体、宫颈、阴道回声；宫体狭长，阴道可见两条亮线回声；横切时可见两个并列的宫体，宫体呈"蝴蝶状"或"猫面状"，中间完全分开；前后位时子宫重叠可能漏诊，应仔细分辨。如单侧子宫妊娠，可见妊娠囊，另一侧子宫内膜呈蜕膜样改变（图10-13、图10-14）。

六、双角子宫

本病超声检查可明确诊断，双角子宫分为完全双角子宫（图10-15）及不全双角子宫（图10-16），完全双角子宫需与双子宫相鉴别，超声检查示双子宫为两个宫体、宫颈及阴道回声，而完全双角子宫则为两个宫体，一个宫颈回声，宫颈内可为一个颈管或两个颈管。不全双角子宫需与完全纵隔子宫相鉴别，超声检查表现为两者均为一个宫体，两个宫腔，但不全双角子宫的宫底部回声凹陷，而完全纵隔子宫宫底部回声尚平滑，但有时也不好区别，需要借助其他检查方式进一步确定。如一侧子宫妊娠，另一侧子宫内膜呈蜕膜样改变（图10-17）。

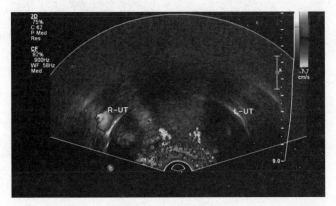

图10-13　双子宫
盆腔内可见两个宫体、宫颈回声，中间完全分开

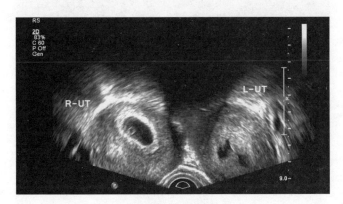

图10-14　双子宫
右侧子宫妊娠，左侧子宫蜕膜样变

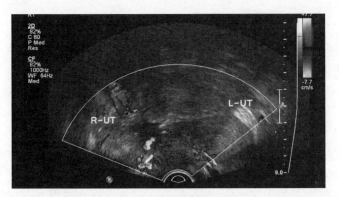

图10-15　完全双角子宫
可见两个宫体回声，仅见一个宫颈回声，见两个颈管回声

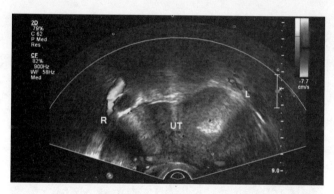

图10-16 不全双角子宫

可见一个宫体，两个宫腔回声，宫底部回声明显凹陷

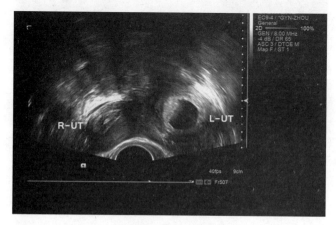

图10-17 双角子宫

左子宫体妊娠，右子宫体蜕膜样变

七、弓形子宫

超声影像上弓形子宫（图10-18）表现为子宫外形基本正常，宫底外形无切迹，宫腔底部内膜呈弧形内凹，内凹深度＜1cm，两内膜夹角＞90°。一般HSG结合MRI检

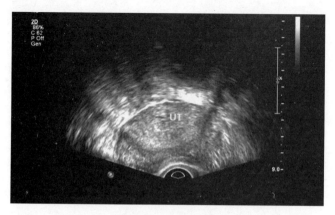

图10-18 弓形子宫

宫腔底部内膜呈弧形内凹，内凹深度<1cm，两内膜夹角>90°

查可确诊。HSG检查可显示宫腔底为扁平或凹陷；MRI检查显示子宫宫底呈扁平状，T_2WI冠状面可见宫腔上部为凹形，解剖分带信号正常。超声（三维）横切面见宫底部中心区肌层厚，稍向宫底宫腔突出，可见宫底部内膜呈弧形内凹，两内膜夹角＞90°（图10-19）。

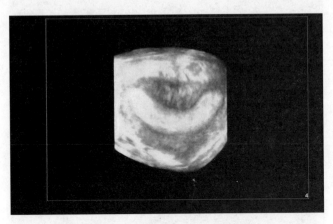

图10-19　弓形子宫三维成像图

宫腔底部内膜呈弧形内凹，内凹深度＜1cm，两内膜夹角＞90°

八、纵隔子宫

　　超声检查可以诊断纵隔子宫，但诊断纵隔子宫的金标准应为宫腔镜，从超声影像上表现出子宫体中央向下探及一低回声带，依据低回声带与宫颈内口的关系分为不全纵隔子宫（图10-20、图10-21）和完全纵隔子宫（图10-22）。前者是指低回声带长度未达宫颈内口，后者即低回声带长度达到宫颈内口，有时甚至到达宫颈外口。低回声带将宫腔分为对称和非对称，完全分离和部分分离两部分。因为纵隔上宽下窄，呈倒三角形，因此完全纵隔及纵隔末端达宫颈内口的宫腔几乎呈筒状，每一侧宫腔均小于正常。如果子宫外形正常，纵隔基底窄，则两侧宫腔呈平行状，如果纵隔基底较宽，则两侧宫腔呈"V"字形，每一侧宫腔呈筒状。超声（阴道）可以明确诊断，显示子宫

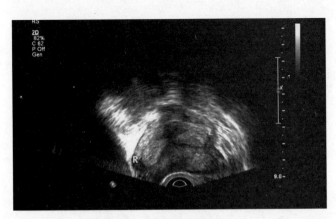

图10-20　不全纵隔子宫

子宫体中央向下探及一低回声带将宫腔上半部分为两部分

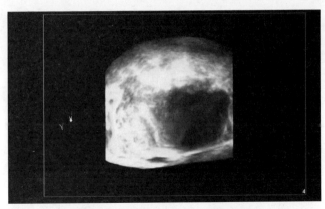

图 10-21　不全纵隔子宫三维成像图

宫体中央向下探及一低回声带，将大部分宫腔分为两部分

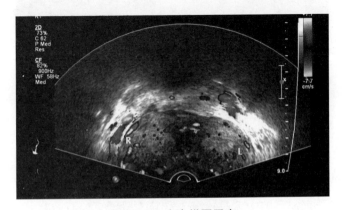

图 10-22　完全纵隔子宫

子宫体中央向下探及一低回声带，将宫腔分为两部分

轮廓清晰，可见两个宫腔。MRI 检查可显示子宫外形大小、宫角间距、内膜厚度、肌层厚度和纵隔形态（HSG 检查不宜选择）。如一侧宫腔妊娠，另一侧宫腔内膜呈蜕膜样改变（图 10-23）。

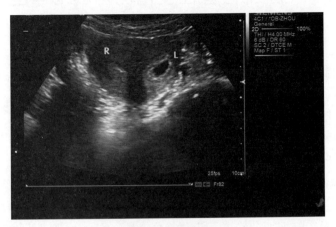

图 10-23　纵隔子宫

左侧宫腔妊娠，右侧宫腔呈蜕膜样变

九、Robert 子宫

本病超声检查可以明确诊断，子宫分隔偏于宫腔一侧，将该侧宫腔完全封闭，使之成为与阴道或对侧宫腔不相通的盲腔（图10-24）。

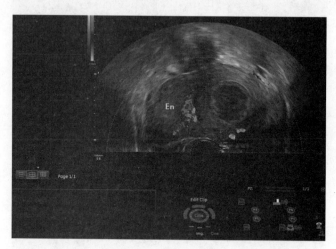

图 10-24　Robert 子宫

子宫分隔偏于宫腔一侧，将该侧宫腔完全封闭，使之成为与阴道或对侧宫腔不相通的盲腔

十、与己烯雌酚有关的子宫发育不良

本病又称 T 型子宫，宫腔中下段狭窄，宫腔上段增宽，有效宫腔小。

十一、输卵管发育异常

HSG 检查可显示绝大多数输卵管发育异常的图像，可作为异常分型的依据。

第五节　腔镜检查在生殖器官畸形中的应用

随着腔镜技术的飞速发展，宫腔镜、腹腔镜在生殖器官畸形的诊断、治疗方面是不可缺少的先进技术。宫腔镜在直视下观察阴道、宫颈、宫腔及两侧输卵管内口的情况；腹腔镜直视观察女性内生殖器官的外形、大小、发育情况及毗邻器官的关系；宫腔镜、腹腔镜联合应用，对生殖道畸形的诊断、治疗及预防并发症更有独特优势。因此，临床上腔镜技术已经被广泛应用。

一、宫腔镜

（一）子宫畸形的宫腔镜检查

当前诊断子宫畸形的方法有超声、HSG、宫腔镜、MRI、CT、腹腔镜等检查。对某种畸形的诊断采用哪种辅助检查方法，各有侧重。对某一种方法诊断有一定局限性，多采用两种或以上联合方法，确诊率高。宫腔镜主要用于以下畸形的诊断。

1.纵隔子宫　纵隔子宫分为不全纵隔子宫和完全纵隔子宫，前者是指纵隔长度达宫颈外口，后者即纵隔长度未达到宫颈外口。不全纵隔子宫，宫腔镜从单一宫颈进入即见到被纵隔分开的两个单角形宫腔和输卵管内口；若为双宫颈、单宫体纵隔子宫，宫腔镜经阴道见两个发育不良的宫颈，经进入任何一侧宫颈达宫腔均见一纵隔分开2个单角宫腔。完全纵隔子宫在宫颈内口上方纵隔薄弱处可发生穿通情况，称为交通性纵隔子宫。

纵隔将宫腔分为对称和非对称，完全分离和部分分离两部分。因为纵隔上宽下窄，呈倒三角形，因此完全纵隔及纵隔末端达宫颈内口的宫腔几乎呈筒状，每一侧宫腔均小于正常。如果子宫外形正常，纵隔基底窄，则两侧宫腔呈平行状，如果纵隔基底较宽，则两侧宫腔呈"V"字形，每一侧宫腔呈筒状。

2.宫底部弧形突起　宫腔镜检查时，若宫底部呈弧形向宫腔突出，两侧宫角较深，多见于不全纵隔或弓形子宫。

3.单角子宫　宫腔镜下见宫腔狭小，偏于一侧，顶部呈较窄的半球形圆盖状，仅见一个宫角及输卵管开口。

4.双角子宫　宫腔镜下见两个单角形狭小宫腔，每一单角形宫腔顶部可见输卵管开口。

以上举例的四种子宫畸形，单用宫腔镜检查有困难时，可联合超声监测等其他影像学检查。

（二）宫腔镜检查注意事项

1.严格掌握适应证　结合超声、HSG等影像学检查，宫腔镜对阴道、宫颈、子宫先天性畸形的确诊率高，并能恰当治疗。尤其对幼女或处女的宫颈及阴道畸形的诊断更为适宜。

2.严格按宫腔镜临床指南施术　一般月经干净3～7d施术：依据患者愿望，选择适当麻醉；了解宫颈及宫体的角度，子宫位置；宫腔镜置入宫颈管前应仔细排尽连接管内及管鞘内的气泡，以防气栓；满意的膨宫效果，即采用有效持续低压膨宫，压力以10.66～21.33kPa为宜，绝不能超过平均动脉压；手术时间应尽量＜1h；难度较大的病例，术中应心电监护；若为子宫纵隔，术前应明确除外双子宫、双角子宫、弓形子宫等畸形，以避免盲目损伤。

（三）并发症防治

1.术中并发症

（1）子宫穿孔：由术者经验不足、子宫位置异常、对作用电极使用不够熟练等原因所致。正确置入宫腔镜，在超声或腹腔镜监护下施术，正规的手术操作等措施可以预防。对子宫底穿孔者先用缩宫素等药物治疗，仔细观察，必要时剖腹探查；对子宫侧壁或峡部穿孔者应及时剖腹探查。

（2）术中出血：多半由切割过深引起，采用环形电极、滚球、滚筒电极、40～60W的凝固电流电凝或宫腔插入30ml的Foley导尿管压迫止血；如有活动性出血，一定要确切止血。

（3）体液超负荷：它会给患者带来潜在风险。若使用不含钠离子的液体还可引起肺水肿和低钠综合征的风险。机体具有调节体液平衡的作用，因此在某种程度上暂时可防止液体过量吸收和低钠血症，但可延迟24～48h才出现临床症状。通常需补充生理盐水或高渗盐水纠正低钠血症，一般24h可恢复正常。当体内吸收量超过1.5～2L时，立即给予利尿剂，以防发生肺水肿。

（4）心脑综合征：由于宫颈、膨宫均可引起迷走神经功能亢进而出现头晕、胸闷、心率减慢等症状，称为心脑综合征。术前30min肌内注射阿托品0.5mg可起到预防作用。一旦发生此症，即刻停止手术，进行相应处理。

（5）静脉气体栓塞：气体可能来源于宫腔镜进入管或组织气化所产生的气泡。由患者术时体位不当，膨宫液的压力过高，气体从子宫创面的静脉血管进入体循环所致。若气体进入过多，血流阻力增加，心排血量减少，则导致低血压、呼吸困难、心肺功能衰竭甚至死亡。一旦发现气栓症状，立即停止使用任何注入气体的方法，改换体位（倒转头低臀高位），放置中心静脉导管，吸氧或高压氧舱治疗。

（6）意外电损伤：多在不规范使用高频电波电流装置时发生。常见有负极板周围的灼伤（负极板与人体接触面积小而不均匀或蒸馏水纱布包裹后的局部烧伤等）、负极板以外的烧伤（负极板异常，患者与金属物接触）、电极事故、电磁干扰引起的事故等。

2.术后并发症

（1）近期并发症：是指术后1周内的出血、发热或腹痛。出血：一般出血量少，不需要处理；如出血持续较多，可用带球囊的导管置入宫腔，注入生理盐水压迫止血或注射缩宫素；严重者可考虑子宫动脉栓塞止血。发热：一时性发热可能与膨宫液吸收有关，不需特殊处理。腹痛：可能为宫缩的缘故，应对症处理。

（2）远期并发症：是指手术1周后发生的出血，可能与宫内膜炎症、内膜修复不良有关，一般术后第1次月经量多；术后1个月因创面坏死或焦痂脱落出血；术后3个月出血要积极寻找原因。此外，盆腔感染、盆腔粘连甚至异位妊娠等应及时预防并进行相应处理。

二、腹腔镜

对子宫、卵巢、输卵管的发育异常，应用腹腔镜检查是最直观、影像清晰、可以确诊的方法，如子宫外形、大小、畸形类型（残角、单角、双角子宫、双子宫）等。临床上，往往与宫腔镜检查联合应用，如子宫纵隔与双角子宫只用宫腔镜检查难以鉴别时，配合腹腔镜见子宫浆膜层平坦或微凹陷，其横径大于前后径即明确诊断。对难度较大的宫腔镜手术，常用腹腔镜同时监测，防治手术并发症。

问题与思考

如何选择各种影像学检查在女性生殖道畸形中的应用？

女性生殖道畸形临床表现复杂，确诊难度大，选择合理的治疗方案及如何进行术后评估都是非常困难的。因此，临床医师应详细询问病史，仔细认真的妇科检查，全面分析患者的症状和体征，再辅助必要的影像学检查，可大大提高确诊率。目前影像学检查在生殖道畸形诊断中占有重要的地位。超声检查，尤其是经腔内超声（经阴道或直肠）检查，确诊率达90%～92%，已被广泛用于临床，但对某些类型的畸形则需要两种或两种以上的影像学检查，如宫颈发育异常用MRI、经腔内超声检查；弓形子宫用HSG、MRI检查；单角子宫用HSG、MRI检查。另外，生殖道畸形常合并泌尿系统发育异常（约30%），除超声检查外，应进一步选择IVU、VCUG、CT等进一步检查。生殖道畸形除合并泌尿道畸形外，还可能合并骨骼系统畸形，应行胸部X线检查、脊椎MRI检查。

（李晓冬　刘　洁）

参 考 文 献

李丹丹，白伟，田国良，等，2009.先天性泌尿生殖道畸形合并泌尿生殖道瘘［J］.中外医学研究，7（4）：16-18.

李松年，2000.中华影像医学泌尿生殖系统卷［M］.北京：人民卫生出版社，41-49.

梁娜，吴青青，2010.三维子宫输卵管超声造影临床应用及进展［J］.中国医学影像杂志，18（4）：306-309.

刘黎琴，肖新兰，2009.泌尿生殖系统先天性畸形的影响学诊断［J］.放射学实践，24（11）：1286-1289.

任群，傅蕴韵，刘彦君，2010.附加直肠水囊腹部超声检查诊断子宫发育不良［J］.中华实用诊断与治疗杂志，24（8）：791-792.

吴恩惠，2003.医学影像学［M］.第5版.北京：人民卫生出版社，287.

杨箐，徐望明，龙文，2007.宫腔镜诊断与手术图谱［M］.北京：人民卫生出版社，27-37.

张晓云，郭青，郭燕红，等，2006.加用直肠水囊超声扫查女性盆腔疾患的对比研究［J］.中国超声诊断杂志，7（6）：451-454.

朱兰，2010.生殖道发育异常的分类和诊治［J］.中国实用妇科与产科杂志，26（7）：496-498.

第十一章

女性生殖系统发育异常患者的心理问题

女性生殖系统发育异常患者存在先天性生理上的缺陷，其就诊时年龄多集中在15～18岁，由于青春期阶段青少年的自尊心、自信心和人格都在形成中，处于不稳定状态，容易受到各种负面因素尤其是社会心理因素的干扰，导致不同程度的心理障碍，从而影响她们的生活质量。本章重点阐述女性生殖系统发育异常患者的心理反应，临床心理评估和生活质量评估及该类患者心理障碍的干预措施。

第一节　女性生殖系统发育异常患者的心理反应及生活质量

女性生殖系统发育异常患者多在青春期发现，这对她们的心理认知、学习、生活和工作及成年后的婚姻生活、生育问题都会造成莫大的影响，临床医师在诊疗过程中需要高度重视患者心理方面的问题，应与患者及其家属充分沟通，用科学的理论及通俗的语言做好解释工作，并做好定期随访。

一、心理反应

在诊断和治疗过程中，女性生殖系统发育异常患者容易产生一系列复杂的心理问题，最常见的负性情绪是自卑感、敏感多疑、焦虑及抑郁。

自卑感表现为内向、困惑、孤独、厌恶、悲观、绝望等。敏感多疑表现为不信任别人，把别人的好意当成恶意，严重者达到妄想程度。焦虑以有焦虑、紧张、恐惧的情绪障碍并伴有自主神经系统症状和运动性不安等为特征，其典型表现有紧张不安的期待情绪，甚则惊恐，面容紧绷，愁眉锁目，无法安静，做无意义的小动作，且动作刻板重复等，称为急性焦虑；也有患者表现为心烦意乱，坐卧不安，对自己的健康感到忧虑，注意力难以集中，躯体不适感等，称为慢性焦虑。抑郁障碍的核心症状包括情绪低落、思维迟钝和言语动作减少，即所谓抑郁"三低症状"。

产生负性情绪的原因：当女性生殖系统发育异常患者发现自己与同龄同性别人群有差异，尤其一些患者发现其无月经来潮、没有性交能力和（或）生育功能时，往往会感到震惊、拒绝接受医师的诊断，部分患者会认为自己不是一个完整的女人，不能过正常人的生活，会怀疑自己的女性角色和特质；一些患者担心身体的秘密被别人发现，自我封闭，这些均易使其产生严重的自卑感或者变得敏感多疑。

此外，女性生殖系统发育异常患者承受着来自家庭和社会的多方压力。有的患者对手术期望值过高，盼望手术治疗能够解决其问题，提高生活质量。也有某些患者（如MRKH综合征）得知手术也无法解决其生育问题时，其对今后生活（如婚姻、家庭、工作、人际关系）产生不确定性，易出现焦虑和抑郁心理。

河北医科大学第二医院在2005～2007年采用汉密尔顿焦虑量表（HAMA）和汉密尔顿抑郁量表（HAMD）对43例MRKH综合征患者进行了评价，发现其焦虑症状阳性率为37.21%，抑郁症状阳性率为48.84%，均明显高于正常对照组，而这些症状在一般健康人群中的发生率仅为12%～14%，这说明患者的心理健康问题是一个不容忽视的问题。

二、生活质量

20世纪70年代以来，随着医学研究的发展，健康观念发生转变，健康的定义从单纯没有疾病和虚弱拓宽为身体上、心理上和社会适应能力方面的完好状态，生活质量也逐渐被引入医学研究领域。生活质量可定义为个体对生活的总体满意程度和对个人健康的感受，它是身体功能、精神状态和社会能力等方面的主观评价，是个人心理状态的全面反映。女性生殖系统发育异常患者若长期存在不良情绪，极易出现心理问题而影响生活质量。

河北医科大学第二医院在2005～2007年采用生活质量综合评定问卷（GQOLI-74）对43例MRKH综合征患者进行了评价，发现其总体生活质量较正常对照组差（57.48±8.34 vs 62.82±9.79），其中心理功能和社会功能维度评分低于正常对照组[分别为（59.15±13.12 vs 67.57±13.51）、（54.40±11.41 vs 62.90±12.40）]。患者的HAMA及HAMD评分与生活质量总分呈负相关，说明随着患者焦虑、抑郁症状的加重，其生活质量随之下降。患者的情绪焦虑、抑郁，必然影响到正常的生活和社会功能。因此，要提高女性生殖系统发育异常患者的生活质量，就需要改善她们的心理状况，提高社会适应力。

第二节　女性生殖系统发育异常患者的临床心理评估和生活质量评估

本节重点阐述对女性生殖系统发育异常患者的临床心理评估、生活质量评估及性生活质量评估的方法。

一、临床心理评估

心理量表评定法是进行心理诊断最重要且最常用的手段，采用标准化方法对所测定的心理活动做出相应的客观分析，可数量化，避免了一些主观因素的影响，是较为科学的评估方法。在心理咨询工作中，评定量表提供的信息可以帮助了解患者的心理状态或者症状特点。评定量表一般可以分为大体评定量表和症状评定量表两种。前者主要是用于对人的总体心理健康状况进行相对综合的评估；后者是根据特殊的"靶"症状而编制的，主要用于评估某些特殊症状变化的程度，如焦虑、抑郁、强迫、偏执等，较简单易行。目前较常用的有汉密尔顿焦虑量表（Hamilton anxiety scale，HAMA）和汉密尔顿抑郁量表（Hamilton depression scale，HAMD）等。

1.汉密尔顿焦虑量表（HAMA） HAMA（参见附表1）主要用于评定神经症及其他患者的焦虑症状的严重程度，包括躯体性焦虑和精神性焦虑两类因子（共14项）。

（1）躯体性焦虑：由肌肉系统症状、感觉系统症状、心血管系统症状、呼吸系统症状、胃肠道症状、生殖泌尿系统症状和自主神经系统症状7项组成。

（2）精神性焦虑：由焦虑心境、紧张、害怕、失眠、认知功能、抑郁心境及会谈时行为表现7项组成。

具体评分的意义参见附表1的结果分析。

2.汉密尔顿抑郁量表（HAMD） HAMD（参见附表2）是临床上评定抑郁状态时应用得最为普遍的量表。该量表由七类因子，共24项组成。

（1）焦虑/躯体化：由精神性焦虑、躯体性焦虑、胃肠道症状、全身症状、疑病和自知力六项组成。

（2）体重。

（3）认识障碍：由自罪感、自杀、激越、人格解体与现实解体、偏执症状和强迫症状六项组成。

（4）日夜变化。

（5）阻滞：由抑郁情绪、工作与兴趣、阻滞和性症状4项组成。

（6）睡眠障碍：由入睡困难、睡眠不深和早醒3项组成。

（7）绝望感：由能力减退感、绝望感和自卑感3项组成。

具体评分的意义参见附表2的结果分析。

二、生活质量评估

近年来，随着医学模式从单纯生物医学模式发展成生物-心理-社会模式，生活质量成为评价健康水平的新的指标，它弥补了传统指标的不足，更注重以患者为中心，涉及生理、心理、社会、文化、环境及精神等不同层次。目前较常用的有诺丁汉健康量表（Nottingham health profile，NHP）、生活质量综合评定问卷74（generic quality of life inventory，GQOLI-74）等。

1.诺丁汉健康量表（NHP） NHP（参见附表3）由两部分组成，第一部分为个人体验，包括躯体活动、精力、疼痛、睡眠、社会联系与情感反应6个维度（38个条目）；第二部分为日常生活活动，包括工作、照料家庭、社会生活、家庭生活、性生活、爱好与兴趣、度假7个方面（7个条目）。第一部分中的38个条目按照配对比较的方法分别被给予不同的权重，每一维度代表的功能损伤严重程度相加后的和为每个维度的得分（按百分制计算）。第二部分的7个方面没有权重。

2.生活质量综合评定问卷（GQOLI-74） GQOLI-74（参见附表4）为多维评定问卷，包括躯体功能、心理功能、社会功能和物质生活状态4个维度，共74个条目，每条目评分均为1～5分。统计分析指标包括总分和各维度分，按公式将评分转化为0～100分，分数越高，生活质量越好。

三、性生活质量评估

女性性生活质量是患者生活质量的重要组成部分，要评价女性生殖系统发育异常患者，尤其是接受过阴道成形术的患者，评价其手术临床效果时就必须全面评价患者的性生活质量。

目前较常用的评定量表有女性性功能指标量表（female sexual function index，FSFI，参见附表5）、性生活质量调查问卷（sexual life quality questionnaire，SLQQ）及国际女性性功能评价表（brief index of sexual function for women，BISF-W）等。其中，Rosen等针对女性性功能提出的性功能指标量表（FSFI）是目前公认的较为理想的评价女性性功能工具，它纠正了因年龄、种族和社会环境引起的偏移，已被国内外广泛应用。FSFI包括19个问题6个方面内容，包括性欲望、性兴奋、性高潮、疼痛、阴道润滑和性满意度，其中性满意度是性功能量表的主要部分，也是核心内容。FSFI总分在2～36分，分为3个等级，即30分以上视为优秀，23～29分视为良好，23分以下视为差。正常女性FSFI平均得分为30分。

通过手术治疗，阴道发育异常患者的性生活问题能得到较好地解决，河北医科大学第二医院在2006～2010年采用FSFI对17例乙状结肠代阴道成形术后患者的性生活质量进行了调查，其性生活史为2～30个月；每周平均至少有2～3次性生活，与正常人群的频率相似；FSFI平均得分为（24.11±1.33）分，尽管较正常女性略低，但大部分患者（89.5%）得分在23～29分，尤其在性满意程度上的平均得分为（5.06±0.65）分（正常范围为0.8～6.0），相对较高，这说明阴道成形术能够较好地解决患者性生活问题，并获得较理想的性生活质量。

第三节　女性生殖系统发育异常患者的心理干预

女性生殖系统发育异常患者经历从初期的否认疾病、情绪压抑到接受现实、配合临床治疗，其心理状态也发生着不同的变化。接受手术治疗后，因患者的病情及预后不同，其心理变化也不同。在临床治疗中，应注意患者的心理状况，进行必要的心理干预，纠正其不良认知，消除焦虑及抑郁等负性情绪，减轻患者身心痛苦，保障患者身心健康。

一、一般性心理支持

建立良好的医患关系，取得患者及家属的合作是治疗成功的关键因素之一。女性生殖系统发育异常的诊断会使患者及其家属十分不安，诊疗过程中应给予详细的咨询，进行社会心理教育和相关知识教育，并通过各种途径向患者及其家人提供与女性生殖解剖、性及心理方面相关的知识。在选择手术治疗前，应积极与患者及家属沟通，介绍可供选择的术式，做好术前健康宣教，取得患者及家属的合作，增强患者战胜疾病的信心。多数家属和患者都强烈要求保密治疗。因此，在诊疗过程中医护人员一定要注意保护患者的隐私，要尊重患者的人格，满足其心理需求，如床头卡的诊断用英文缩写，避免同室病友的好奇与歧视，从而加重患者的心理负担，询问病史时应避免其他患者家属在场等。

重视围术期宣教，向患者说明术前准备的目的及注意事项，如术前饮食准备、肠道准备有利于手术操作，减轻术中污染，防止术后切口感染，有利于吻合口愈合。向患者及家属详细说明麻醉方式，手术方式及大致过程，术后有哪些不适，术中、术后应怎样去配合，鼓励患者术后早期床上活动、多翻身和活动肢体，以减轻术后胃肠胀气，防止肠粘连及预防下肢静脉血栓形成。指导患者术后正确佩戴阴道模型。

重视患者间的相互交流，将同病患者安排在同一病室，患者间的相互交流、鼓励，有助于其配合治疗，也能增强其术后恢复的信心。通过沙龙、"名医面对面"等形式，定期组织女性生殖系统发育异常患者进行沟通、交流，成功的示范有助于提高患者的信心，端正其心态，消除其不良情绪。

二、家庭和社会支持

获得良好的教育和婚姻可以保护女性减少心理疾病的发生。医学知识的缺乏使她们不能正确认识和对待自身疾病，如处女膜闭锁、阴道闭锁及宫颈闭锁等女性生殖道梗阻的患者，在月经初潮年龄无月经来潮，出现周期性下腹痛，经过治疗（处女膜切开、阴道成形术和宫颈成形术）可使其具有正常的生殖道功能，包括育龄期正常的生育功能。中隔子宫的患者通过宫腔镜手术治疗，使其子宫恢复正常结构。这些患者由于不了解自身疾病的发生与治疗方法，从而产生心理问题，认为自己与正常发育的女孩不同，出现性格内向、自我封闭、喜欢独处、不喜欢与他人接触，同时有自卑、焦虑、情绪压抑等，在接受手术治疗后，其恢复良好，较少产生心理问题。

对于子宫和（或）卵巢发育异常的患者，她们在青春期具有上述患者的心理问题，同时具有育龄期的婚姻和生育问题。Mobus等对44例人工阴道成形术后的患者进行了调查，其中80%的患者认为不育仍是和伴侣间所纠结的问题。手术治疗能够解决患者性生活问题，提高自我形象，但提高患者的生活质量仅依靠手术治疗是不够的，其受精神心理、社会意识、年龄、文化程度及与配偶关系等多因素影响，因此心理咨询和心理治疗与手术同等重要。

社会支持包括物质性支持（提供服务或物质帮助他人解决实际的问题和困难）、情绪性支持（向他人提供情感支持、鼓励、表达关心，使人感到温暖、同情与信任）、尊重性支持（在态度和价值观上给予支持）、信息性支持（给予提供信息、建议和指导）和同伴性支持（与他人接触，满足人际关系的需要，促进积极心态的产生）。

三、其他心理治疗

对于存在严重心理障碍的患者，精神心理专科医师能够为其提供帮助，进行专业的治疗，包括放松训练、认知疗法等。效果不佳时可采用药物治疗+心理治疗模式，常用于治疗的药物有苯二氮䓬类药物（阿普唑仑）、非苯二氮䓬类抗焦虑药（丁螺环酮、坦度螺酮）、抗抑郁药（西酞普兰、舍曲林、帕罗西汀）等，治疗剂量及治疗周期由精神科医师根据患者的具体情况决定。

问题与思考

1.是否有对女性生殖系统发育异常患者进行心理干预的必要性?

对于女性生殖系统发育异常患者,通过手术治疗,解剖上的异常能够得到纠正或弥补,可以解决性生活或生育问题。但患者的生活质量受到多方面因素的共同影响,如能否获得良好的教育、社会的支持、家人的关怀、配偶的理解等。经研究发现,接受过人工阴道成形术的术后患者与尚未手术治疗的术前患者间的GQOLI-74总评分、SAS和SDS评分的差异没有统计学意义。这个结果与研究样本量较小有一定关系,也反映出要提高患者的生活质量仅依靠手术治疗是不够的,心理咨询和心理治疗与手术同等重要。

2.对女性生殖系统发育异常患者进行心理干预应注意哪些问题?

临床诊疗中,医师要用科学的理论和通俗的语言让患者正确认识自身疾病的发生与治疗方法,对不同类型的女性生殖器官发育异常的患者应综合考虑其年龄、文化程度、经济条件、有无配偶、家庭生活、个人意愿等,采用不同的心理干预方式。有时需与精神心理专科医师密切配合,通过专业的心理评估方法其对患者进行心理疏导和心理干预。必要时应用药物辅助治疗。

预防为主,如对于单纯阴蒂肥大的患者,在其婴幼儿时期进行手术矫正,就能在很大程度上避免其在青春期因此原因产生的心理问题。

女性生殖系统发育异常患者心理上相对敏感、脆弱,临床诊疗中的主管医护人员及术后随访人员应相对固定,以取得患者的信任,在了解疾病治疗效果的同时,也能够及时发现患者的不良情绪,及时进行心理干预。

(张 琳)

参 考 文 献

李凌江,杨德森,2009.生活质量综合评定问卷[J].临床荟萃,24(9):763-763.

汪向东、王希林、马弘,1999.心理卫生评定量表手册[J].中国心理卫生杂志,增刊:88-100.

Jeng CJ,Yang YC,Tzeng CR,et al,2005.Sexual functioning after vaginal hysterectomy or transvaginal sacrospinous uterine suspension for uterine prolapse:a comparison[J].J Reprod Med,50(9):669-674.

Mobus VJ,Kortenhorn K,Kreienberg R,et al,1996. Long-term results after operative correction of vaginal aplasia[J]. Am J Obstet Gynecol,175(3):617-624.

Rosen R,Brown C,Heiman J,et al,2000.The Female Sexual Function Index(FSFI):a multidimensional self-report instrument for the assessment of female sexual function[J].J Sex Marital Ther,26(2):191-208.

附　　录

附表1　汉密尔顿焦虑量表（HAMA）（14项版）

姓名：　　性别：　年龄：　职业：　　文化程度：　　住院号：　　门诊号：

序号	项目	无症状	轻	中等	重度	极重度
1	焦虑心境：担心、担忧，感到有最坏的事情将要发生，容易被激惹					
2	紧张：紧张感、易疲劳、不能放松，情绪反应，易哭、颤抖、感到不安					
3	害怕：害怕黑暗、陌生人、一人独处、动物、乘车或旅行及人多的场合					
4	失眠：难以入睡、易醒、睡得不深、多梦、梦魇、夜惊、睡醒后感到疲倦					
5	认知功能：或称记忆力、注意力障碍。注意力不能集中，记忆力差					
6	抑郁心境：丧失兴趣、对以往爱好的事物缺乏快感、忧郁、早醒、昼重夜轻					
7	躯体性焦虑（肌肉系统症状）：肌肉酸痛、活动不灵活、肌肉经常抽动、肢体抽动、牙齿打颤、声音发抖					
8	感觉系统症状：视物模糊、发冷发热、软弱无力感、浑身刺痛					
9	心血管系统症状：心动过速、心悸、胸痛、血管跳动感、昏倒感、心搏脱漏					
10	呼吸系统症状：时常感到胸闷、窒息感、叹息、呼吸困难					
11	胃肠消化道症状：吞咽困难、嗳气、食欲不佳、消化不良（进食后腹痛、胃部烧灼痛、腹胀、恶心、胃部饱胀感）、肠鸣、腹泻、体重减轻、便秘					

序号	项目	无症状	轻	中等	重度	极重度
12	生殖、泌尿系统症状：尿意频繁、尿急、停经、性冷淡、过早射精、勃起不能、勃起功能障碍					
13	自主神经系统症状：口干、潮红、苍白、易出汗、易起"鸡皮疙瘩"、紧张性头痛、毛发竖起					
14	与人谈话时的行为表现： （1）一般表现：紧张、不能松弛、忐忑不安、咬手指、紧握拳、摸弄手帕、面肌抽动、不停顿足、手发抖、皱眉、表情僵硬、肌张力高、叹息样呼吸、面色苍白 （2）生理表现：吞咽、频繁打呃、安静时心率快、呼吸加快（20次/分以上）、腱反射亢进、震颤、瞳孔放大、眼睑跳动、易出汗、眼球突出					
总分						

【评定方法及注意事项】

（1）主要用于评定神经症及其他患者的焦虑症状的严重程度。

（2）应由经过培训的两名评定者对患者进行HAMA联合检查。

（3）一般采用交谈与观察的方式，检查结束后，两名评定者分别独立评分。

（4）评定的时间范围：在评估心理或药物干预前后焦虑症状的改善情况时，首先在入组时评定当时或入组前1周的情况，治疗后2～6周，以同样方式对入组患者再次评定来比较焦虑症状的严重程度和症状谱的变化。

【结果分析】

（1）总分：反映病情严重程度，即病情越轻，总分越低；病情越重，总分越高。按照全国精神科量表协作组的标准进行划分。

总分＜7分：正常，没有焦虑症状。

总分在7～14分：可能有焦虑。

总分在14～21分：肯定有焦虑。

总分＞21分：肯定有明显焦虑症。

总分＞29分：可能为严重焦虑。

（2）因子分析：HAMA分为躯体性焦虑和精神性焦虑两大因子结构。

①躯体性焦虑：由肌肉系统症状、感觉系统症状、心血管系统症状、呼吸系统症状、胃肠道症状、生殖泌尿系统症状和自主神经系症状7项组成。

②精神性焦虑：由焦虑心境、紧张、害怕、失眠、认知功能、抑郁心境及会谈时行为表现7项组成。

附表2 汉密尔顿抑郁量表（HAMD）（24项版）

姓名：　　　　性别：　　　　年龄：　　　　职业：

文化程度：　　　住院号：　　　门诊号：

五级评分项目为：0.无　1.很轻　2.中度　3.重度　4.极重度

三级评分项目为：0.无　1.轻-中度　2.重度

项目	评分标准
1　抑郁情绪	0.未出现
	1.只在问到时才诉述
	2.在访谈中自发地描述
	3.不用言语也可以从表情、姿势、声音或欲哭中流露出这种情绪
	4.患者的自发言语和非语言表达（表情、动作）几乎完全表现为这种情绪
2　有罪感	0.未出现
	1.责备自己，感到自己已连累他人
	2.认为自己犯了罪，或反复思考以往的过失和错误
	3.认为疾病是对自己错误的惩罚，或有罪恶妄想
	4.罪恶妄想伴有指责或威胁性幻想
3　自杀	0.未出现
	1.觉得活着没有意义
	2.希望自己已经死去，或常想与死亡有关的事
	3.消极观念（自杀念头）
	4.有严重自杀行为
4　入睡困难	0.入睡无困难
	1.主诉入睡困难，上床半小时后仍不能入睡（要注意平时患者入睡的时间）
	2.主诉每晚均有入睡困难
5　睡眠不深	0.未出现
	1.睡眠浅多噩梦
	2.半夜（晚12:00以前）曾醒来（不包括上厕所）
6　早醒	0.未出现
	1.有早醒，比平时早醒1h，但能重新入睡

	项目	评分标准
		2.早醒后无法重新入睡
7	工作和兴趣	0.未出现
		1.提问时才诉说
		2.自发地直接或间接表达对活动、工作或学习失去兴趣，如感到无精打采，犹豫不决，不能坚持或需强迫自己去工作或劳动
		3.病室劳动或娱乐不满3h
		4.因疾病而停止工作，住院患者不参加任何活动或者没有他人帮助便不能完成病室日常事务
8	迟缓	0.思维和语言正常
		1.精神检查中发现轻度迟缓
		2.精神检查中发现明显迟缓
		3.精神检查进行困难
		4.完全不能回答问题（木僵）
9	激越	0.未出现异常
		1.检查时有些心神不定
		2.明显心神不定或小动作多
		3.不能静坐，检查中曾起立
		4.搓手、咬手指、咬头发、咬嘴唇
10	精神焦虑	0.无异常
		1.问及时诉说
		2.自发地表达
		3.表情和言谈流露出明显忧虑
		4.明显惊恐
11	躯体性焦虑	（指焦虑的生理症状，包括口干、腹胀、腹泻、打呃、腹绞痛、心悸、头痛、过度换气与叹息及尿频和出汗等）
		0.未出现
		1.轻度
		2.中度，有肯定的上述症状
		3.重度，上述症状严重，影响生活或需要处理

项目	评分标准
	4.严重影响生活和活动
12 胃肠道症状	0.未出现
	1.食欲减退，但不需他人鼓励便自行进食
	2.进食需他人催促或请求和需要应用泻药或助消化药
13 全身症状	0.未出现
	1.四肢、背部或颈部沉重感，背痛、头痛、肌肉疼痛、全身乏力或疲倦
	2.症状明显
14 性症状	（指性欲减退、月经紊乱等）
	0.无异常
	1.轻度
	2.重度
	不能肯定，或该项对被评者不适合（不计入总分）
15 疑病	0.未出现
	1.对身体过分关注
	2.反复考虑健康问题
	3.有疑病妄想，并常因疑病而去就诊
	4.伴幻觉的疑病妄想
16 体重减轻	（按A或B评定）
	A.按病史评定：
	0.无减轻
	1.患者述可能有体重减轻
	2.肯定体重减轻
	B.按体重记录评定：
	0.一周内体重减轻0.5kg以内
	1.一周内体重减轻超过0.5kg
	2.一周内体重减轻超过1kg
17 自知力	0.知道自己有病，表现为忧郁

项目	评分标准
	1.知道自己有病，但归咎伙食太差、环境问题、工作过忙、病毒感染或需要休息
	2.完全否认有病
18　日夜变化	（如果症状在早晨或傍晚加重，先指出哪一种，然后按其变化程度评分）
早上变化	0.无变化
	1.轻度变化
	2.重度变化
晚上变化	0.无变化
	1.轻度变化
	2.重度变化
19　人格解体或现实解体	（指非真实感或虚无妄想）
	0.未出现
	1.问及时才诉述
	2.自发诉述
	3.有虚无妄想
	4.伴幻觉的虚无妄想
20　偏执症状	0.未出现
	1.有猜疑
	2.有关系观念
	3.有关系妄想或被害妄想
	4.伴有幻觉的有关系妄想或被害妄想
21　强迫症状	（指强迫思维和强迫行为）
	0.未出现
	1.问及时才诉述
	2.自发诉述
22　能力减退感	0.未出现
	1.仅于提问时方引出主观体验

项目	评分标准
	2.患者主动表示能力减退感
	3.需鼓励、指导和安慰才能完成病室日常事务或个人卫生
	4.穿衣、梳洗、进食、铺床或个人卫生均需他人协助
23　绝望感	0.未出现
	1.有时怀疑"情况是否会好转",但解释后能接受
	2.持续感到"没有希望",但解释后能接受
	3.对未来感到灰心、悲观和绝望,解释后不能排除
	4.自动反复诉述"我的病不会好了"或诸如此类的情况
24　自卑感	0.未出现
	1.仅在询问时才诉述有自卑感(我不如他人)
	2.自动诉述有自卑感(我不如他人)
	3.患者主动诉述"我一无是处"或"低人一等",与评2分者只是程度上的差别
	4.自卑感达到妄想的程度,如"我是废物"或类似情况

【评定方法及注意事项】

(1)Hamilton汉密尔顿抑郁量表(HAMD)适用于具有抑郁症状的成年患者。

(2)应由经过培训的两名评定者对患者进行HAMD联合检查。

(3)一般采用交谈与观察的方式,检查结束后,两名评定者分别独立评分。

(4)评定的时间范围:入组时,评定当时或入组前1周的情况,治疗后2～6周,以同样方式,对入组患者再次评定,比较治疗前后症状和病情的变化。做一次评定需15～20分钟。这主要取决于患者的病情严重程度及其合作情况,如患者严重阻滞时,则所需时间将更长。

(5)HAMD中,第8、第9及第11项依据对患者的观察进行评定;其余各项则根据患者自己的口头叙述评分;其中第1项需两者兼顾。另外,第7项和第22项尚需向患者家属或病房工作人员收集资料;而第16项最好是根据体重记录,也可依据患者主诉及其家属或病房工作人员所提供的资料评定。

【结果分析】

(1)总分:反映病情严重程度,即病情越轻,总分越低;病情越重,总分越高。总分变化评估病情演变。按照Davis JM的标准进行划分。

总分<8分:正常,没有抑郁症状。

总分在8～20分:可能有抑郁症。

总分在20～35分：肯定有抑郁症。

总分＞35分：可能为严重抑郁症。

（2）因子分析：HAMD可归纳为七类因子结构。

①焦虑/躯体化：由精神性焦虑、躯体性焦虑、胃肠道症状、全身症状、疑病和自知力六项组成。

②体重：仅1项。

③认识障碍：由自罪感、自杀、激越、人格解体与现实解体、偏执症状和强迫症状6项组成。

④日夜变化：仅1项。

⑤阻滞：由抑郁情绪、工作与兴趣、阻滞和性症状4项组成。

⑥睡眠障碍：由入睡困难、睡眠不深和早醒3项组成。

⑦绝望感：由能力减退感、绝望感和自卑感3项组成。这样更为简捷清晰地反映患者的实际特点。

通过因子分析，不仅可以具体反映患者的精神病理学特点，也可反映靶症状群的临床结果。

附表3 诺丁汉健康量表（NHP）

请仔细阅读下面各项，根据您的实际感受回答"是"或"否"。

请您不要有所顾忌，根据自己的真实体验和实际情况来回答，不要花费太多的时间去思考，应顺其自然，根据第一印象做出判断。

NHP量表 第一部分的条目及权重

维度	条目问题（条目序号）	权重
躯体活动（PA）	只能在室内走动（10）	11.54
	弯腰困难（11）	10.57
	根本不能走路（14）	21.30
	上下楼梯很困难（17）	10.79
	伸手拿东西很困难（18）	9.30
	自己穿衣服很困难（25）	12.61
	长时间站立很困难（27）	11.20
	户外活动时需帮助（35）	12.69
精力水平（EL）	成天感到疲倦（1）	39.20
	做什么事情都很费力（12）	36.80
	很快就精疲力尽（26）	24.00
疼痛（P）	晚上感到疼痛（2）	12.91
	有难以忍受的疼痛（4）	19.74
	改变体位时疼痛（8）	9.99
	走路时感到疼痛（19）	11.22
	站立时感到疼痛（24）	8.96
	有持续性疼痛（28）	20.86
	上下楼梯时疼痛（36）	5.83
	坐着时感到疼痛（38）	10.49
睡眠（S）	需要催眠药辅助睡眠（5）	23.37
	早晨很早就醒来（13）	12.57
	晚上大部分时间睡不着（22）	26.26
	很长时间才能入睡（29）	16.10

维度	条目问题（条目序号）	权重
社会隔离（SI）	晚上睡眠很差（33）	21.70
	感到孤独（9）	22.01
	很难与别人接触（15）	19.36
	没有亲密的朋友（21）	20.13
	感到自己对别人是一种负担（30）	22.53
	很难与他人相处（34）	15.97
情感反应（ER）	有些事情使你精神崩溃（3）	10.47
	没有什么事情使自己高兴（6）	9.31
	感到很紧张（7）	7.22
	日子过得很慢（16）	7.08
	这些天容易发脾气（20）	9.76
	感到自己不能控制情绪（23）	13.99
	烦恼使自己晚上睡不着（31）	13.95
	感到自己已经没有价值（32）	16.21
	醒来时感到压抑（37）	12.01

NHP量表 第二部分的条目

编号	维度	问题
1	工作	您的健康状况是否影响到您的工作？（指有收入的工作）
2	照料家庭	您的健康状况是否影响到您照料家庭？（如清洗与烹饪、修理等）
3	社会生活	您的健康状况是否影响到您的社会生活？（如逛街、看朋友等）
4	家庭生活	您的健康状况是否影响到您的家庭生活？（与家庭成员的关系）
5	性生活	您的健康状况是否影响到您的性生活？
6	兴趣爱好	您的健康状况是否影响到您的兴趣爱好？（如体育、艺术与工艺等）
7	度假	您的健康状况是否影响到您度假？（如夏季与冬季假期、周末等）

【评定方法及注意事项】

该量表由两部分组成，第一部分为个人体验，包括躯体活动、精力、疼痛、睡眠、社会联系与情感反应6个维度（38个条目），由被调查者回答"是"或"否"；第二部分为日常生活活动，包括工作、照料家庭、社会生活、家庭生活、性生活、兴趣爱好、度假7个方面（7个条目），由被调查者回答上述活动是否受到影响。

第一部分中的38个条目按照配对比较的方法分别被给予不同的权重，任一维度的可能得分为0～100分，100分意味着所罗列的所有限制都出现，0分意味着所有限制都没有出现，但这两个极端的维度得分并不意味着完全健康或死亡。该量表第一部分的各维度的得分不能够相加从而得到一个总分，这一点与其他量表是不同的。第二部分的7个方面没有权重。第二部分的应用与第一部分相比有较大的局限性，大多数的研究只应用第一部分。

附表4　生活质量综合评定问卷GQOLI-74（成人用）

问卷编号：_____ 评定日期：_____　第_____次评定

说明：为了全面了解您的生活质量，促进身心健康，特设计了该表。请根据最近一周来您的实际情况，逐项回答下列问题（按要求打"√"或填空）。此表不记名，不外传。谢谢合作。

年龄_____　学历_____　职业_____　婚姻_____（未婚、已婚、丧偶、离婚）

住址_____　邮编_____

健康状态（健康；有病）（如患病，请注明主要疾病名称_____）

F1. 人均住房面积（　　）平方米

F2. 您的住房有下列附加设施吗？（请打√）

厨房（　　）　厕所（　　）　煤气（　　）　供水好（　　）　供电好（　　）

F3. 您对目前的住房条件（选一项）

非常满意（　　）比较满意（　　）过得去（　　）不大满意（　　）很不满意（　　）

F4. 生活便利性（逐条选择打√）

4.1 上班（很方便、方便、不方便）

4.2 子女上学和上班（很方便、方便、不方便）

4.3 购日常生活用品（很方便、方便、不方便）

4.4 上娱乐场所（很方便、方便、不方便）

4.5 求医（很方便、方便、不方便）

F5. 您对目前的社区服务条件（如生活是否方便、医疗服务条件等）

非常满意（　　）比较满意（　　）过得去（　　）不大满意（　　）很不满意（　　）

F6. 住房周围环境（逐条选择）

6.1 安全性：不安全（　　）安全（　　）很安全（　　）

6.2 绿化：几乎无树木（　　）有些树木（　　）树木成荫（　　）

6.3 卫生：很脏（　　）尚可（　　）清洁（　　）

6.4 噪声：噪声大，难耐受（　　）有噪声，能耐受（　　）环境安静（　　）

F7. 您对目前的居住条件（选一项）

非常满意（　　）比较满意（　　）过得去（　　）不大满意（　　）很不满意（　　）

F8. 食物消费约占收入比例的____%

F9. 医药费用自费承担部分占的比例为____%

F10. 您对目前的经济收入与社会福利（包括劳保等）（选一项）

非常满意（　　）比较满意（　　）过得去（　　）不大满意（　　）很不满意（　　）

F11. 近一周来您的睡眠状态如何？（选一项）

从无失眠（　　）偶有失眠（　　）有时失眠（　　）经常失眠（　　）每晚失眠（　　）

F12. 近一周清晨醒来，您感到头脑清晰，心情轻松，睡得好吗？（选一项）

天天如此（　　）多数时候如此（　　）有时如此（　　）很少如此（　　）从无（　　）

F13. 近一周来您的精力如何？（选一项）

总是精力充沛（　　）多数时候精力充沛（　　）精力一般（　　）常有疲劳感（　　）
总是非常疲劳（　　）

F14. 您对近一周来睡眠状况（选一项）

非常满意（　　）比较满意（　　）过得去（　　）不大满意（　　）很不满意（　　）

F15. 您对近一周来的精力状况（选一项）

非常满意（　　）比较满意（　　）过得去（　　）不大满意（　　）很不满意（　　）

F16. 近一周来你是否有下述躯体症状？［头痛，头晕，躯体某部位疼痛，胃肠不适，消化不良，呼吸困难，心悸，发冷发热，发麻，手脚沉重等（选一项）］

无（　　）偶有（　　）有时有（　　）经常有（　　）总是有（　　）

F17. 您上述症状的严重程度如何？（选一项）

无（　　）很轻（　　）较轻（　　）较重（　　）极重（　　）

F18. 近一周来您是否因躯体疾病或躯体不适而服用某种药物（如索米痛片、地西泮及其他各种药物）？（选一项）

依赖于药物（　　）经常服药（　　）有时服药（　　）极少服药（　　）从未服药（　　）

F19. 您对目前的躯体健康状况（选一项）

非常满意（　　）比较满意（　　）过得去（　　）不大满意（　　）很不满意（　　）

F20. 与常人相比，近一周您的进食状况是（选一项）

完全正常（　　）基本正常（　　）进食减少或某些食物因病不能吃（　　）
进食量减少较多或多数食物不能吃（　　）极少进食（　　）

F21. 近一周来您的食欲如何？（选一项）

完全无食欲（　　）较差（　　）尚可（　　）较好（　　）很好（　　）

F22. 近一周来您的进食状况如何？（选一项）

很不满意（　　）不大满意（　　）过得去（　　）比较满意（　　）非常满意（　　）

F23. 进一周来您的性生活次数（选一项）

几乎无（　　）很少或过多（　　）偏少或偏多（　　）基本正常（　　）完全正常（　　）

F24. 据统计，很多人在一生中不同时期均出现过各种性功能障碍（如性欲下降、无性快感等），您近一周来的情况是（选一项）

几乎无（　　）偶有（　　）有时有（　　）经常有（　　）总是有（　　）

F25. 您对近一周来性生活状况（选一项）

很不满意（　　）不大满意（　　）过得去（　　）比较满意（　　）非常满意（　　）

F26. 近一周来您的听力与视力如何？（选一项）

耳聪目明（　　）与一般人差不多（　　）有些减退（　　）严重减退（　　）
听力或视力丧失（　　）

F27. 近一周来您的生活自理能力如何（包括上厕所、进食、洗澡、梳洗、行走）？（选一项）

完全不能自理（　　）部分自理，需人帮助（　　）基本自理，偶有困难（　　）
均可自理（　　）行动敏捷、自如（　　）

F28. 近一周来您处理日常事务能力（包括家务、服药、乘车、骑车、与人交往、管理钱财、购物等）如何？

应付轻松自如（　　）自理，无任何问题（　　）偶有困难，如不能自如使用交通工具（　　）部分自理，需人帮助（　　）几乎完全不能做（　　）

F29. 您对目前自己的听力、视觉等器官的功能满意程度如何？（选一项）

非常满意（　　）比较满意（　　）过得去（　　）不大满意（　　）很不满意（　　）

F30. 您对目前自己的躯体活动能力感觉如何？

非常满意（　　）比较满意（　　）过得去（　　）不大满意（　　）很不满意（　　）

F31. 近一周来，您的生活中遇到过下述事情吗？（如工作不顺心，夫妻不和，自己或家人生病或亲人亡故，子女问题，人际关系紧张，收入突然减少或开支增大，失窃，交通事故，人际纠纷等）（选一项）

无（　　）很少（　　）较少（　　）较多（　　）很多（　　）

F32. 近一周来，您觉得精神负担重，总有一种紧张感或沉重的压力感吗？（选一项）

无（　　）很少（　　）较少（　　）较多（　　）很多（　　）

F33. 您对近一周来的精神紧张程度（选一项）

非常满意（　　）比较满意（　　）过得去（　　）不大满意（　　）很不满意（　　）

F34. 近一周来，您经常觉得忧郁吗？程度如何？（如高兴不起来，无愉快感，精力下降、易疲劳，对工作、娱乐、夫妻生活等兴趣下降或丧失，觉得生活没意思，孤独感，易哭，觉得自己无用，经常自责等）（选一项）

无（　　）很少（　　）较少（　　）较多（　　）很多（　　）

F35. 近一周来，您经常觉得焦虑吗？程度如何？（如无故或为一些小事担心，紧张不安，心里不踏实，坐立不安，害怕，或心悸气促，出汗，肌肉跳痛等）（选一项）

极重（　　）较重（　　）较轻（　　）很轻（　　）没有（　　）

F36. 近一周来，你觉得情绪易波动吗？如急躁、易发脾气、易伤感。

无（　　）很少（　　）较少（　　）较多（　　）很多（　　）

F37. 近一周来，您是否心情很平淡，对喜、怒、哀、乐的事情没有什么情绪反应，觉得无所谓？

总是这样（　　）多数时候如此（　　）有时如此（　　）很少如此（　　）从不这样（　　）

F38. 最近一周，您对生活是否充满希望与信心，觉得活着有意义、有价值吗？（选一项）

总是这样（　　）多数时候如此（　　）有时如此（　　）很少如此（　　）从不这样（　　）

F39. 最近一周，您觉得生活轻松愉快吗？

总是这样（　　）多数时候如此（　　）有时如此（　　）很少如此（　　）从不这样（　　）

F40. 您对自己一周来的情绪状态

非常满意（　　）比较满意（　　）过得去（　　）不大满意（　　）很不满意（　　）

F41. 近一周来您集中注意力思考问题时，思维的清晰度、反应的敏捷性如何？（选一项）

很好（   ）较好（   ）一般（   ）较差（   ）很差（   ）

F42. 近一周来您集中注意力的能力如何？

很好（   ）较好（   ）一般（   ）较差（   ）很差（   ）

F43. 近一周来对当天发生的事，如果有意去记忆，您能（选一项）

完全记得住（   ）大多记得住（   ）有些记不住（   ）大多记不住（   ）
完全记不住（   ）

F44. 近一周来，遇事需您做决定时

完全做不出决定（   ）难于做出决定（   ）做重大决定有困难（   ）做决定无困难（   ）可迅速，正确做出决定（   ）

F45. 您对自己近一周来的思维、注意力、记忆力、做出决定的满意程度如何？

非常满意（   ）比较满意（   ）过得去（   ）不大满意（   ）很不满意（   ）

F46. 近一周来，您觉得周围的人（包括社会、家庭）对您如何？（选一项）

非常尊重（   ）比较尊重（   ）一般（   ）不大尊重（   ）歧视您（   ）

F47. 您一周来对自己的才华、能力、外貌、身体状况等综合评价（选一项）

很自豪（   ）较自豪（   ）与一般人差不多（   ）有些方面不如他人（   ）
事事不如人（   ）

F48. 您对目前自己在社会、家庭中的地位与人们的看法

非常满意（   ）比较满意（   ）过得去（   ）不大满意（   ）很不满意（   ）

F49. 您对目前自己的才能与外貌等

非常满意（   ）比较满意（   ）过得去（   ）不大满意（   ）很不满意（   ）

F50. 近一周来您是否为了调整自己的心理状态（如烦恼、紧张、抑郁等）而使用某些药物（吸烟、饮酒、服药等）？

绝无（   ）偶有（   ）有时有（   ）常有（   ）天天如此（   ）

F51. 近一周，当您在精神物质上需要别人帮助时，您从下列人员中得到的支持是（逐条回答，打√）

	总能得到（2）	部分能得到（1）	极少或没有（0）
配偶（1）			
子女或父母（0.8）			
亲戚（0.4）			
朋友（0.4）			
同事或邻居等（0.4）			

F52. 近一周来，当下列人员需您帮助时，你给予支持的是（逐条回答，打√）

	能全力帮助（2）	能给予部分帮助（1）	极少或不能提供帮助（0）
对配偶（1）			
对子女或父母（0.8）			
对亲戚（0.4）			
对朋友（0.4）			
对同事或邻居等（0.4）			

F53. 您对一周来从家庭、社会得到的帮助和支持
　　非常满意（　　）比较满意（　　）过得去（　　）不大满意（　　）很不满意（　　）

F54. 您对一周来您对别人的帮助和支持状况
　　非常满意（　　）比较满意（　　）过得去（　　）不大满意（　　）很不满意（　　）

F55. 近一周来，您与下列人员关系如何？

	很好，无矛盾（2）	有些矛盾（1）	关系紧张（0）
与子女或父母（1）			
与亲戚（0.8）			
与朋友（0.4）			
与同事或邻居（0.4）			
与领导（0.4）			

F56. 近一周来，您与下列人员的交往频率（包括相处、通信、电话等联系）

	经常来往（2）	无事不来往（1）	极少来往（0）
与子女或父母（1）			
与亲戚（0.8）			
与朋友（0.4）			
与同事或邻居（0.4）			
与领导（0.4）			

F57. 您对自己近一周来的人际关系处理：
　　非常满意（　　）比较满意（　　）过得去（　　）不大满意（　　）很不满意（　　）

F58. 近一周来，您对单位，当地和全国的重要消息、新闻等

　　非常关心（　　）比较关心（　　）不大关心（　　）很不关心（　　）

F59. 近一周来，您对自己的生活、工作相关的知识（选一项）

　　经常学习（　　）有时学习（　　）督促下学习（　　）很少学习（　　）完全不学习（　　）

F60. 近一周来，您的业余娱乐活动时间为

　　欣赏性：看电视、报纸、小说、球赛等_____小时/周

　　智力性：打麻将、打扑克、下棋、玩电子游戏_____小时/周

　　保健性：跑步、练气功、打太极拳、打球等_____小时/周

　　社交性：跳舞、交友、参加社团活动等_____小时/周

　　休闲性：散步、养花、钓鱼、书画、集邮等_____小时/周

　　创造性：如业余小说创造、摄影等_____小时/周

F61. 近一周来，您的业余娱乐活动与一周前比较

　　增加很多（　　）稍有增加（　　）差不多（　　）有些减少（　　）几乎无（　　）

F62. 您对近一周来您的业余娱乐活动

　　非常满意（　　）比较满意（　　）过得去（　　）不大满意（　　）很不满意（　　）

F63. 近一周您的工作或劳动能力

　　高于一般人（　　）与一般人差不多（　　）稍差于常人（　　）很差（　　）丧失劳动能力（　　）

F64. 近一周来，您的工作或劳动效率如何？

　　总是超额（　　）有时超额（　　）按额（　　）总做轻工作或完成部分工作或退休在家（　　）在家病休或需人照顾（　　）

F65. 您对目前自己的工作或劳动效率（　　）

　　非常满意（　　）比较满意（　　）过得去（　　）不大满意（　　）很不满意（　　）

F66. 近一周来您与配偶的感情（如无配偶，请评价与共同生活的亲人的关系，如父母、子女等）

　　亲密无间（　　）比较亲密（　　）一般（　　）较冷淡（　　）濒于破裂（　　）

F67. 近一周来，夫妻一方或双方心中有苦恼时，相互间（如无配偶，请评价与共同生活的亲人的关系，如父母、子女等）

　　从无交流（　　）偶尔交流（　　）较少交流（　　）有些保留（　　）相互交流（　　）

F68. 您对目前的婚姻状态（如无配偶，请评价与一起居住的亲人的感情）

　　非常满意（　　）比较满意（　　）过得去（　　）不大满意（　　）很不满意（　　）

F69. 您目前承担的家务量（包括家务劳动、抚养子女、照顾父母）大约为____%

F70. 您对自己目前承担的家庭责任

　　非常满意（　　）比较满意（　　）过得去（　　）不大满意（　　）很不满意（　　）

G1. 对自己健康总的满意程度

　　非常满意（　　）比较满意（　　）过得去（　　）不大满意（　　）很不满意（　　）

G2. 对自己生活总的满意程度

　　很不满意（　　）不大满意（　　）过得去（　　）比较满意（　　）非常满意（　　）

G3.您怎样评价近一周来的健康状态

　　极差（　　　）比较差（　　　）一般（　　　）比较好（　　　）很好（　　　）

G4.你怎样评价近一周来的生活质量

　　质量很高（　　　）质量较高（　　　）中等（　　　）质量较低（　　　）质量很低（　　　）

【评定方法及注意事项】

该问卷包括躯体功能（条目F11～F30），心理功能（条目F31～F50），社会功能（条目F51～F70），物质生活（条目F1～F10）四个维度：前三个维度各有5个因子，物质生活维度4个因子，还有一个总体生活质量因子（条目G1～G4），共20个因子。统计分析指标包括总分、维度分、因子分，均以正向计分的结果参与分析，即评分越高，生活质量越好。

（1）条目计分方法：74个条目每条评分均为1～5分范围，一些条目为1～5分正向评分；一些负向评分条目统计分析时以5～1分评定；还有少数条目有数个问题，称多问条目，根据大样本研究结果应用计分公式换算成1～5分的正向计分结果参与分析。

①正向评分条目：F15，F18，F21，F22，F23，F25，F27，F30，F33，F35，F37，F40，F42，F44，F45，F48，F54，F65，F67，F68，G2，G3条目计分时均从左至右计为1～5分。

②负向评分条目：F3，F5，F7，F10～F14，F16，F17，F19，F20，F24，F26，F28，F29，F31，F32，F34，F36，F38，F39，F41，F43，F46，F47，F49，F50，F53，F57～F59，F61～F64，F66，F70，G1，G4条目计分时按从左至右5～1分反向计分。

③多问评分条目

F1：1分，≤4.99m²；2分，5～9.9m²；3分，10～19.9m²；4分，20～29.9m²；5分，≥30m²。

F2：有一项加1分，逐项累计。

F4：该条目5问，"很方便"1分，"方便"0.5分，"不方便"0分，5问评分相加，最高5分，最低总评分如为0～1分，均计1分。

F6：该条目4问，每问依次计0分、1分、2分。4问评分相加，最高8分，最低总评分如为0～1分，均计1分。然后（总评分÷8×5）转化为1～5分。

F8：1分，≥60%；2分，50%～59%；3分：40%～49.9%；4分，20%～39.9%；5分，<20%。

F9：1分，100%；2分，80%～99%；3分，21%～79%；4分，10%～20%；5分，<10%。

F51，F52，F55，F56：该4个条目均为5问。每个条目的计分方法相同，均以问题后括号中的系数相乘然后相加，条目最高分为6分，最低分为0分，然后以条目分÷6×5，得出最后条目分0～5分，如为0～1分，则计1分。

F60：此条目有两部分内容计分，①娱乐种类，6种计5分，4～5种计4分，2～3种计3分，1种计2分，无计1分；②娱乐时间，>28小时/周计5分，22～27小时/周计4分，15～21小时/周计3分，8～14小时/周计2分，0～7小时/周计1分，两项相加除以2，得分结果为1～5分。

F69：1分，　＜5%；2分，5%～19%；3分，20%～34%；4分，35%～50%；5分，＞50%。

（2）因子计分方法：GQOLI-74共有20个因子，每一个因子反映受试生活质量的某一方面。其中，1～19因子归属于四个维度，第20因子为受试对生活质量的总体评价。因子分由条目分相加或加权而来，每个因子的粗分最高为20分，最低为4分。为便于作图直观，均用下述公式使每个因子分转化为0～100分。因子转化分＝（因子粗分−4）×100÷16。

因子1：住房包括F1，F2，F3共3条。计分方法为F1+F2+F3×2。

因子2：社区服务包括F4，F5共2条。计分方法为F4×2＋F5×2。

因子3：生活环境包括F6，F7共2条。计分方法为F6×2＋F7×2。

因子4：经济状况包括F8，F9，F10共3条。计分方法为F8×1.4＋F9×0.6＋F10×2。

因子5：睡眠与精力包括F11～F15共5条。计分方法为（F11＋F12）／2＋F13＋F14＋F15。

因子6：躯体不适感包括F16～F19共4条。计分方法为（F16＋F17＋F18）／1.5＋F19×2。

因子7：进食功能包括F20、F21、F22共3条。计分方法为F20＋F21＋F22×2。

因子8：性功能包括F23、F24、F25共3条。计分方法为F23＋F24＋F25×2。

因子9：运动与感觉功能包括F26～F30共5条。计分方法为F26＋（F27＋F28）／2＋F29＋F30。

因子10：精神紧张度包括F31、F32、F33、F50共4条。计分方法为（F31＋F32＋F50）／1.5＋F33×2。

因子11：负性情感包括F34～F37共4条。计分方法为F34＋F35＋F36＋F37。

因子12：正性情感包括F38，F39，F40共3条。计分方法为F38+F39+F40×2。

因子13：认知功能包括F41～F45共5条。计分方法为（F41＋F42＋F43＋F44）／2＋F45×2。

因子14：自尊包括F46～F49共4条。计分方法为F46＋F47＋F48＋F49。

因子15：社会支持包括F51～F54共4条。计分方法为F51＋F52＋F53＋F54。

因子16：人际交往能力包括F55～F57共3条。计分方法为F55+F56+F57×2。

因子17：工作与学习包括F58、F59、F63、F64、F65共5条。计分方法为（F58＋F59）／2＋（F63＋F64）／2＋F65×2。

因子18：业余娱乐生活包括F60、F61、F62共3条。计分方法为F60+F61+F62×2。

因子19：婚姻与家庭包括F66～F70共5条。计分方法为（F66＋F67）／2＋F68＋F69＋F70。

因子20：生活质量总体评价包括G1～G4共4条。计分方法为G1＋G2＋G3＋G4。

（3）维度分：GQOLI-74包括躯体功能、心理功能、社会功能、物质生活四个维度，每个维度包含的因子如下。

躯体功能维度包括因子5～9，为睡眠与精力，躯体不适感，进食功能，性功能，运动与感觉功能5个因子。

心理功能维度包括因子10～14，为精神紧张度、负性情感、正性情感、认知功能、自尊5个因子。

社会功能维度包括因子15～19，为社会支持，人际交往能力，工作与学习，业余娱乐，婚姻与家庭5个因子。

物质生活维度包括因子1～4，为住房、社区服务、生活环境及经济状况4个因子。

躯体功能、心理功能、社会功能维度的计分方法均为各维度的5个因子粗分相加，计分范围为20～100分。按下述公式换算成0～100分范围：（维度粗分—20）×100÷80。物质生活维度为该维度的4个因子粗分相加，计分范围为16～80分。按下述公式换算成0～100分范围：（维度粗分—16）×100÷64。

（4）总分：20个因子的粗分相加，等于总粗分。计分范围为80～400分，按下述公式换算成0～100分范围：（维度粗分—80）×100÷320。

附表5 女性性功能指标量表（FSFI）

问卷编号：_____　　　　　评定日期：_____

说明：这些问题涉及你在过去的4周内的性生活感受及反应。请尽可能诚实和清晰地回答以下问题。你的回答将被完全保密。在回答这些问题之前，需说明以下定义：

性活动包括爱抚、手淫和性交。

性交被定义为阴茎插入阴道。

性刺激包括像与伴侣进行性交前戏、自我刺激（手淫）或性幻想。

每个问题仅限一个答案。

性欲望或性趣是一种感觉，包括性渴望，对伴侣的性暗示有反应及性幻想。

Q1. 在过去的四周内，您的性欲望或性趣的频率是多少？

　　5 总是或几乎总是　　4 经常（超过一半）　　　　3 有时候（大约一半）

　　2 偶尔（低于一半）　　1 没有或几乎没有

Q2. 在过去的四周内，您有性欲望的程度是？

　　5 很高　　　　　　　　4 高　　　　　　3 普通

　　2 低　　　　　　　　　1 很低或完全没有

Q3. 在过去的四周内，您在性活动中或性交中被激起性渴望的比率是多少？

　　0 无性活动　　　　　　5 总是或几乎总是　　　　4 经常（超过一半）

　　3 有时候（大约一半）2 偶尔（低于一半）　　　　1 没有或几乎没有

Q4. 在过去的四周内，您在性活动中或性交中被激起性渴望的程度是？

　　0 无性活动　　　　　　5 很高　　　4 高　　　3 普通　　　2 低

　　1 很低或完全没有

Q5. 过去的四周内，您在性活动中或性交中兴奋起来的信心是？

　　0 无性活动　　　　　　5 总是或几乎总是　　　　4 经常（超过一半）

　　3 有时候（大约一半）2 偶尔（低于一半）　　　　1 没有或几乎没有

Q6. 在过去的四周内，您在性活动中或性交中兴奋满意比率是？

　　0 无性活动　　　　　　5 总是或几乎总是　　　　4 经常（超过一半）

　　3 有时候（大约一半）2 偶尔（低于一半）　　　　1 没有或几乎没有

Q7. 在过去的四周内，您在性活动中或性交中阴道湿润的比率是？

　　0 无性活动　　　　　　5 总是或几乎总是　　　　4 经常（超过一半）

　　3 有时候（大约一半）2 偶尔（低于一半）　　　　1 没有或几乎没有

Q8. 在过去的四周内，您在性活动中或性交中阴道湿润的困难程度是？

　　0 无性活动　　　　　　5 极度困难或完全不可能　　4 非常困难

　　3 有时候　　　　　　　2 有一点困难　　　　　　　1 没有困难

Q9. 在过去的四周内，您在性活动中或性交中保持湿润的比率是？

　　0 无性活动　　　　　　5 总是或几乎总是　　　　4 经常（超过一半）

　　3 有时候（大约一半）2 偶尔（低于一半）　　　　1 没有或几乎没有

Q10. 在过去的四周内，您在性活动中或性交中保持湿润的困难程度是？

0 无性活动　　　　　5 极度困难或完全不可能　　4 非常困难

3 有时候　　　　　　2 有一点困难　　　　　　1 没有困难

Q11. 在过去的四周内，当您有性刺激或性交时您到达高潮的比率是？

0 无性活动　　　　　5 总是或几乎总是　　　　4 经常（超过一半）

3 有时候（大约一半）2 偶尔（低于一半）　　　1 没有或几乎没有

Q12. 在过去的四周内，当您有性刺激或性交时您到达高潮的困难程度是？

0 无性活动　　　　　5 总是或几乎总是　　　　4 经常（超过一半）

3 有时候（大约一半）2 偶尔（低于一半）　　　1 没有或几乎没有

Q13. 在过去的四周内，您在性活动中或性交中对于能够达到高潮的满意程度是？

0 无性活动　　　　　5 非常满意　　　4 满意　　　3 一般　　　2 不满意

1 非常不满意

Q14. 在过去的四周内，您在性活动中与伴侣的亲密度，您的满意度是？

0 无性活动　　　　　5 非常满意　　　4 满意　　　3 一般　　　2 不满意

1 非常不满意

Q15. 在过去的四周内，您对于与您伴侣的性生活满意吗？

0 无性活动　　　　　5 非常满意　　　4 满意　　　3 一般　　　2 不满意

1 非常不满意

Q16. 在过去的四周内，您对您整体性生活满意吗？

0 无性活动　　　　　5 非常满意　　　4 满意　　　3 一般　　　2 不满意

1 非常不满意

Q17. 在过去的四周内，您对于阴道插入时感到不舒服或疼痛的比率是？

0 无性活动　　　　　5 总是或几乎总是　　　　4 经常（超过一半）

3 有时候（大约一半）2 偶尔（低于一半）　　　1 没有或几乎没有

Q18. 在过去的四周内，您对于阴道插入后感到不舒服或疼痛的比率是？

0 无性活动　　　　　5 总是或几乎总是　　　　4 经常（超过一半）

3 有时候（大约一半）2 偶尔（低于一半）　　　1 没有或几乎没有

Q19. 在过去的四周内，您对于阴道插入时或插入后感到不舒服或疼痛的程度是？

0 无性活动　　　　　5 很高　　　　4 高　　　　3 普通

2 低　　　　　　　　1 很低或完全没有

【评定方法及注意事项】

说明：女性性功能指标量表（FSFI）共计19个问题，涉及与女性性功能相关的内容主要包括六方面：性欲望（2项）、性兴奋（4项）、阴道润滑（4项）、性高潮（3项）、性满意度（3项）和疼痛（3项）。这些问题中，Q1～Q2是"性欲望"的内容，得分在1～5分；Q3～Q6是"性兴奋"的内容，得分在0～5分；Q7～Q10是"阴道润滑"的内容，得分在0～5分；Q11～Q13是"性高潮"的内容，得分在0～5分；Q14～Q16是"性满意度"的问题，得分在0～5分；Q17～Q19是"疼痛"的内容，得分在0～5分，每个问题仅限一个答案，各项内容相加为总得分，FSFI总分在

2～36分。因为正常女性的平均得分为30分，所以将总得分分为三个等级，反映性功能优秀、良好、差三个级别，对应得分为30～36分、23～29分、23分以下，评分越低表示性功能越差。为了便于患者的清晰回顾，女性性功能指标量表所涉及的是患者过去四周内的性生活感受及反应，非较远期的性生活情况。

后 记

　　河北医科大学第二医院妇产科在临床实践中，近数十年来共诊治女性生殖器官发育异常患者千余例，根据该病不同类型对患者进行了矫治和耐心的心理疏导，取得了良好效果，积累了一些经验。我们希望该病患者矫治后能过上正常女性的生活，因此编写了本书，愿与同道交流。

　　我们编写团队成员有博士生、硕士生导师，具有博士、硕士学位的临床医师及经验丰富的教授，在肩负繁重的医疗、教学、科研任务的情况下，不辞劳苦，日夜兼程，奋笔疾书。经反复审修后，本书终于出版面世了，希望读者喜欢，盼望对同道们的临床工作有所帮助。

　　编写过程中，我们参考了国内外发表的相关论文著作，引用了部分图片，在此对原编著者表示感谢！学术秘书闫璐、宋慧娟、孟颖对书稿的收集、打印、插图等方面做了大量工作。本书还得到各位同道、研究生们的大力支持和帮助，在此一并表示谢意。同时，也对出版社的责任编辑表示衷心谢意！我们特别荣幸邀请到中国工程院院士、北京协和医院妇产科郎景和教授为本书作序，深表谢忱！

编　者

彩　　图

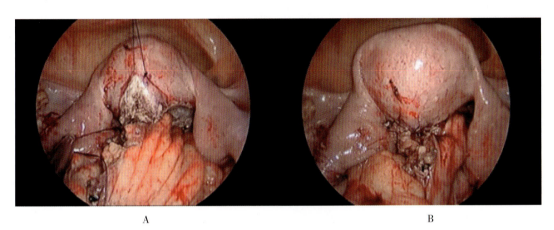

A   B

图6-3　A.打开宫颈与乙状结肠段的一端缝合；B.术毕宫颈与人造阴道（乙状结肠）相贯通

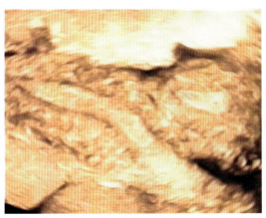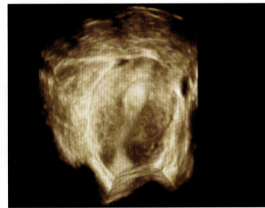

图7-8　单角子宫超声影像

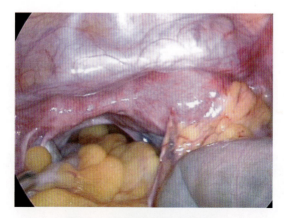

图7-11　单角子宫腹腔镜图像

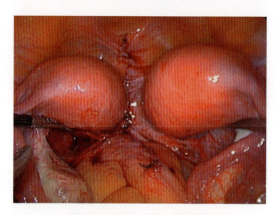

图7-15　双子宫腹腔镜图像

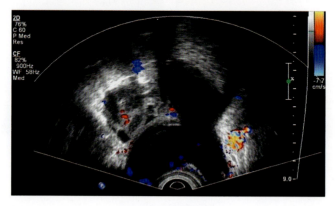

图10-4　阴道斜隔

双子宫，左侧宫颈及宫腔积血

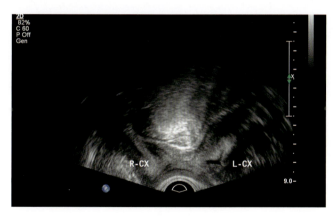

图 10-5　阴道斜隔综合征

术后超声表现为双子宫

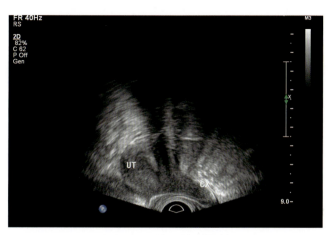

图 10-7　宫颈完全闭锁

宫腔线终止于宫颈内口，宫颈为低回声结节

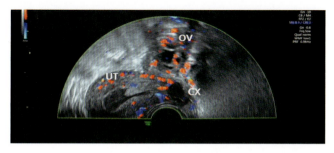

图 10-8　宫颈外口闭锁

经血潴留于颈管及宫腔内

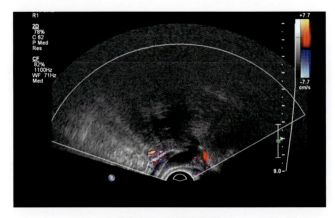

图 10-10 始基子宫

膀胱腹膜反折后方仅见低回声肌性组织无内膜

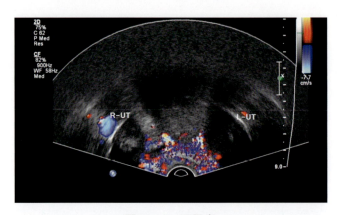

图 10-13 双子宫

盆腔内可见两个宫体、宫颈回声，中间完全分开

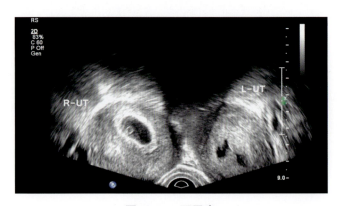

图 10-14 双子宫

右侧子宫妊娠，左侧子宫蜕膜样变

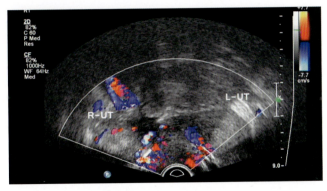

图 10-15　完全双角子宫

可见两个宫体回声，仅见一个宫颈回声，见两个颈管回声

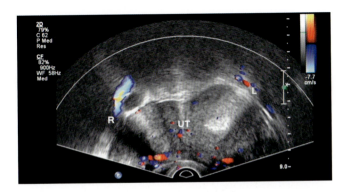

图 10-16　不全双角子宫

可见一个宫体，两个宫腔回声，宫底部回声明显凹陷

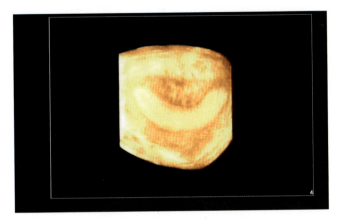

图 10-19　弓形子宫三维成像图

宫腔底部内膜呈弧形内凹，内凹深度＜1cm，两内膜夹角＞90°

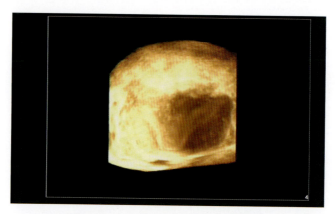

图10-21 不全纵隔子宫三维成像图

宫体中央向下探及一低回声带，将大部分宫腔分为两部分

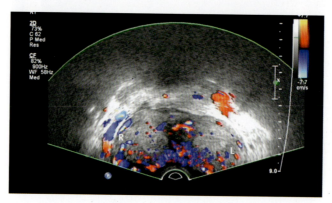

图10-22 完全纵隔子宫

子宫体中央向下探及一低回声带，将宫腔分为两部分

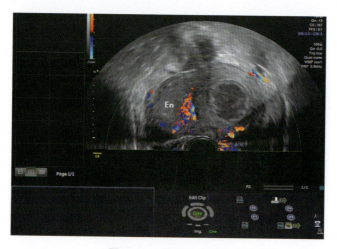

图10-24 Robert子宫

子宫分隔偏于宫腔一侧，将该侧宫腔完全封闭，使之成为与阴道或对侧宫腔不相通的盲腔